Christoph Delp

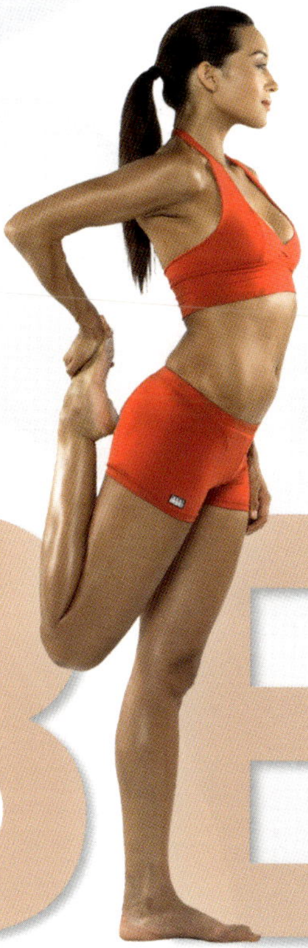

BEST STRETCHING

DEHN-ÜBUNGEN FÜR ALLE SPORTARTEN

pietsch

Titelbild: Nopphadol Viwatkamolwat
Einbandgestaltung: Patricia Braun, www.patriciabraun.com

Bildnachweis: Erwin Wenzel: S. 4, 5, 8, 10, 11, 13, 14, 17, 19, 20, 22, 23, 26, 32, 34, 36, 41 A+B, 44 A+B, 51 A+B, 55, 56, 61, 65, 68, 70, 74 A+B, 78 A, 81 A+B, 83, 89, 104, 109, 120, 121, 126.
Alle anderen Aufnahmen stammen von Nopphadol Viwatkamolwat (www.astudioonline.com).

ISBN 978-3-613-50846-0

Ein Unternehmen der Paul Pietsch Verlage GmbH & Co. KG

1. Auflage 2017

Sie finden uns im Internet unter www.pietsch-verlag.de

Lektorat: Susanne Fischer
Innengestaltung: Sabine Ufer
Druck und Bindung: Graspo CZ, 76302 Zlín
Printed in Czech Republic

Inhalt

Teil I: Einführung

Teil II: Dehnübungen

Teil III: Dehnübungen mit Partner

Teil IV: Übungsprogramme für alle Sportarten

Anhang

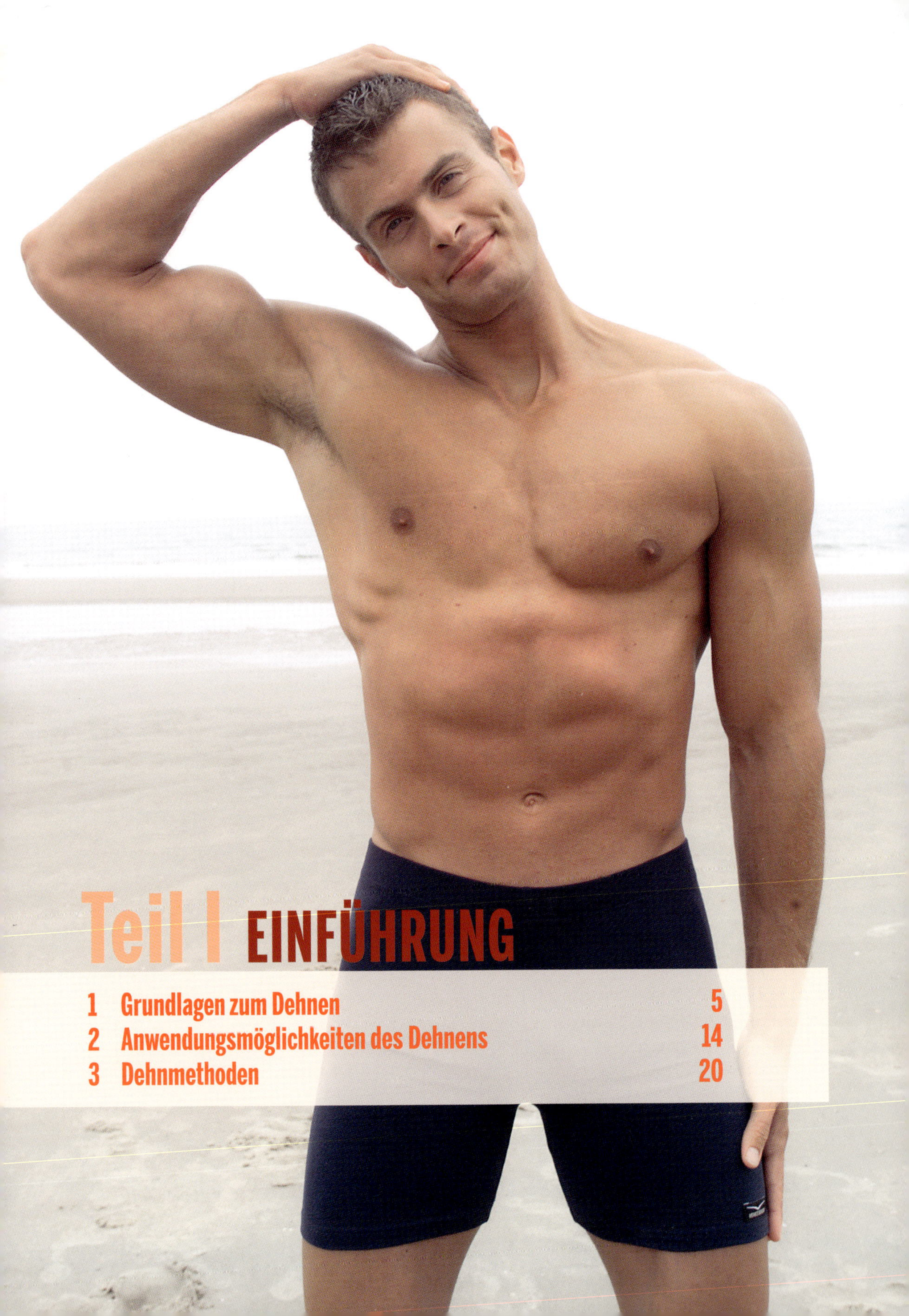

Teil I EINFÜHRUNG

1 Grundlagen zum Dehnen

Im Sport hat sich die Praxis des Dehnens seit langem durchgesetzt, denn die positiven Effekte haben sich vielfach bewiesen: Dehnübungen reduzieren die Verletzungsgefahr, indem Muskelverspannungen gelöst werden, erhöhen das Leistungsvermögen durch optimierten Bewegungsumfang und verbessern das Wohlbefinden. Nach dem Sport helfen die Übungen, die Regenerationsprozesse zu beschleunigen, und verhindern, dass sich Muskelverkürzungen entwickeln. Außerdem ist das Dehnen in zahlreichen Sportarten zur Leistungsverbesserung notwendig. Beispielsweise können Sprinter, Turner und Kampfsportler nur mit einer beweglichen Muskulatur herausragende sportliche Ergebnisse erreichen.

Auch im Berufsleben und Alltag ist das Dehnen von großem Wert. Viele Menschen leiden an Verspannungen als Folge von Stress und Hektik. Entspannungsmethoden sind gefragt, die uns helfen, bewusst loszulassen und uns wirksam zu erholen. Mit dem Dehnen können wir unsere Muskelverspannungen sofort reduzieren, und zudem sind Dehnübungen überall durchführbar: Sie können die Übungen im Büro oder während der Zugreise ebenso wie in der Fernsehpause durchführen.

Dieses Buch zeigt Ihnen, wie Sie sich richtig dehnen und wie Sie Verspannungen durch Abrollen mit der Massagerolle beseitigen können – so erhalten Sie optimale Ergebnisse in Ihrem Beweglichkeitstraining. Nutzen Sie die dargestellten Übungen und Methoden, um sich optimal auf Ihre Sportart vorzubereiten. Sie verbessern Ihre Beweglichkeit und beschleunigen Ihre körperliche Regeneration. Aber auch im Alltag können Sie die Übungen jederzeit einsetzen. So bleiben Sie leistungsfähig und gewinnen neue Energie. Dabei sind Sie nicht an besondere Voraussetzungen gebunden: Immer wenn Sie Verspannungen spüren, nutzen Sie die Übungen, und Sie werden sich sofort deutlich besser fühlen. Wenn Sie bereits regelmäßig Übungen zur Verbesserung der Beweglichkeit anwenden, ergänzen Sie neue Übungen und Methoden aus dem Buch – nutzen Sie die effektiven Möglichkeiten zur Verbesserung Ihrer Beweglichkeit.

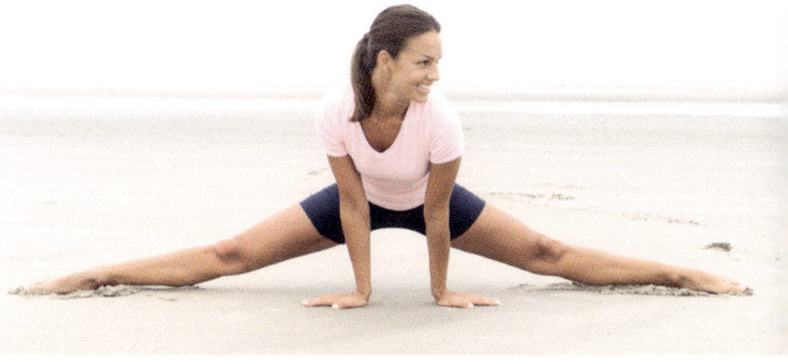

Info: Bitte beachten

Sind Sie regelmäßig sportlich aktiv, dann können Sie umgehend mit den Dehnübungen in diesem Buch beginnen. Auch wenn Sie lange Zeit keinen Sport mehr betrieben haben, können Sie direkt mit dem Einstiegsprogramm starten. Führen Sie die Übungen dann aber besonders vorsichtig aus. Sollten Sie allerdings krank oder verletzt sein, dann müssen Sie zuerst wieder gesund werden und sich mit Ihrem Arzt absprechen, wann Sie in das Dehntraining einsteigen können.

Gehen Sie bei den Dehnübungen behutsam vor. Sie erreichen nur dann den gewünschten Dehnerfolg, wenn Sie sich langsam in die Ausgangsposition begeben und behutsam die Positionserweiterungen vornehmen. Bewegen Sie sich hingegen schnell und ruckartig, erreichen Sie keine Verbesserung der Beweglichkeit, sondern riskieren nur, sich zu verletzen.

Info: Dehnen

Unter dem Begriff »Dehnen« versteht man das gezielte Ausführen von Übungen zur Verbesserung der Beweglichkeit. In diesem Buch verstehen wir darunter das langsame Einnehmen einer Position, bei der man einen leichten Dehnreiz spürt. In dieser Position wird dann durch den Einsatz einer der vorgestellten Dehnmethoden der Dehnreiz verringert und dadurch die Beweglichkeit vergrößert.

Dehnen Sie sich regelmäßig, damit Sie die Bewegungen in Alltag und Sport mit dem optimalen Bewegungsumfang ausführen können. Setzen Sie Dehnübungen zur Beseitigung von Verspannungen im Alltag und zur Vorbereitung auf Training und Wettkampf ein ebenso wie nach der sportlichen Anstrengung. Wenn Sie regelmäßig Dehnübungen ausführen, dann entwickeln Sie außerdem ein besseres Muskelgefühl und können leichter entspannen.

Sie können die Übungen in Ihrem Dehnprogramm statisch oder dynamisch ausführen. Welche Methode sich am besten eignet, hängt davon ab, ob Sie sich auf ein Training vorbereiten, im Anschluss daran dehnen oder aber ein Dehntraining zum gezielten Verbessern der Beweglichkeit ausführen. Außerdem sind bei der Auswahl der Dehnmethoden und Dehnübungen Ihre individuellen Besonderheiten und Präferenzen zu berücksichtigen. Wie Sie mit dem Dehnen die besten Ergebnisse erreichen, erfahren Sie auf den folgenden Seiten.

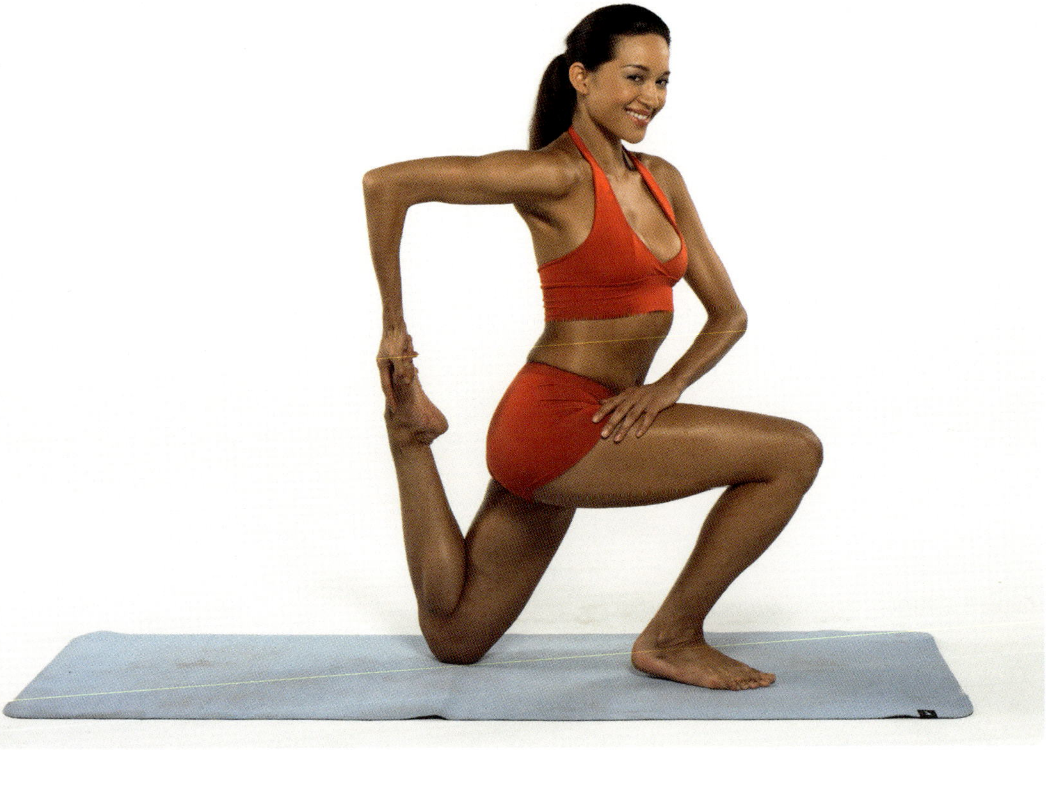

Entwicklung des Dehnens

Übungen zur Verbesserung der Beweglichkeit werden in einigen Kulturen schon seit vielen Jahrhunderten ausgeführt – beispielsweise im indischen Yoga oder in asiatischen Kampfkünsten. In der westlichen Welt wurde Anfang der 80er Jahre des 20. Jahrhunderts das Dehnen nach der Methode des »Stretching« populär. Als Pionier des Stretching gilt Bob Anderson, der damals eine Bewegung in den Vereinigten Staaten auslöste, die sich weltweit verbreitete. Die heute übliche Ausprägungsform des Stretchings wird in diesem Buch unter der Bezeichnung »Entspannen – Erweitern« vorgestellt.

Über Jahre hinweg wurden zahlreiche weitere Dehnmethoden getestet und die unterschiedlichsten Dehntheorien aufgestellt und wieder verworfen. Besondere Bedeutung hat dabei ein weiteres Dehnprinzip erlangt: die **PNF-Methode** (propriodeptive neuromuscular facilitation). Diese hat zahlreiche unterschiedliche Ausprägungen erfahren; eine besonders effektive Variante wird in diesem Buch unter dem Namen »Anspannen – Entspannen – Erweitern« vorgestellt.

Heutzutage gehören Dehnübungen häufig zur Alltagsroutine, auch wurden Dehnübungen aus dem Yoga in die Dehnprogramme aufgenommen. Das Dehnen wird als Alternative zu anderen Entspannungsmethoden sehr geschätzt. Viele Menschen nutzen die Dehnmethoden »Entspannen – Erweitern« und »Anspannen – Entspannen – Erweitern« zuhause, in Arbeitspausen sowie unterwegs, um sich zu erholen und Verspannungen zu lösen.

Im Leistungssport hat sich das Dehnen vollständig etabliert. Weltweit und in jeder Sportart nutzen Sportler eine der in diesem Buch vorgestellten Dehnmethoden. Fußballer dehnen sich ebenso wie Leichtathleten, Tennisspieler, Kampfsportler oder Kraftsportler – jeder Athlet kennt die positiven Dehneffekte. Auch im Freizeitsport sind Dehnübungen mittlerweile die Regel. Hier kommt es aber noch oft zu Fehlern, sowohl in der Programmgestaltung als auch in der Ausführung einzelner Übungen. Dabei ist die Verletzungsgefahr im Freizeitsport keineswegs geringer als bei professionellen Sportlern, so dass es lohnt, sich zu informieren und das Beweglichkeitstraining zu optimieren.

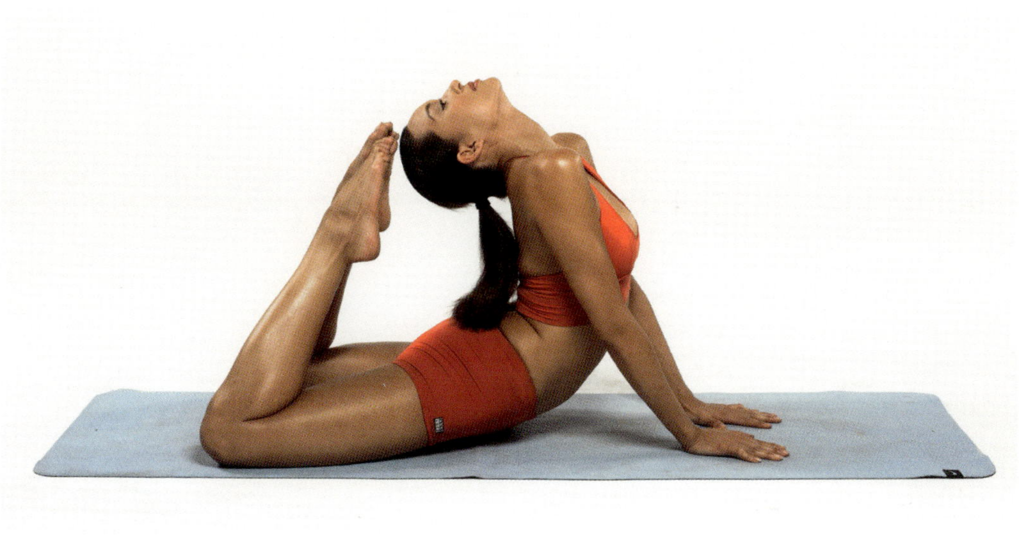

Effekte des Dehnens

In den letzten Jahren wurden zahlreiche Untersuchungen zum Dehnen durchgeführt – viele positive Dehneffekte konnten nachgewiesen werden, einige Effekte des Dehnens stehen noch im Mittelpunkt von Diskussionen.

- **Entspannung und Körperwahrnehmung:** Unser Leben ist darauf ausgerichtet, Leistung zu erbringen. Die vielfältigen Herausforderungen in Beruf und Alltag nehmen uns voll in Anspruch. Durch ständigen Stress und Leistungsdruck werden Körpersignale wie Müdigkeit und Muskelverspannungen mitunter solange unterdrückt, bis starke Schmerzen, Krankheit oder Verletzung auftreten. Das Dehnen hilft uns, körperlich loszulassen, uns zu entspannen und zu regenerieren. Es fördert so das allgemeine Wohlbefinden. Die Haltung des Körpers verbessert sich ebenso wie die Ausdrucksfähigkeit. Außerdem entwickeln Sie durch Dehnübungen ein besseres Körpergefühl und können Körpersignale und Warnzeichen frühzeitig wahrnehmen.
- **Lösen einzelner Verspannungen:** Dehnen Sie immer dann, wenn Sie eine verspannte Muskelgruppe wahrnehmen. Eine solche kann aus Stress ebenso wie aus Überanstrengung der Muskulatur resultieren. Auch die Ausführung von einseitigen Tätigkeiten kann zu Verspannungen führen. Durch Dehnen gehen Sie aktiv gegen diese Probleme vor, vermindern Schmerzen und Bewegungseinschränkungen. Auch im Büro können Sie Dehnübungen einschieben, ohne den Arbeitsablauf zu stören.
- **Dehnen zur Verletzungsvorbeugung:** Es ist nicht wissenschaftlich belegt, dass Dehnübungen vor dem Sport das Verletzungsrisiko entscheidend mindern. Oftmals treten Verletzungen auf, wenn die Muskulatur ermüdet ist, oder bei ungeübten komplexen Bewegungsabläufen. Allerdings müssen Sie die sportlichen Bewegungen mit vollem Umfang ausführen können und dürfen nicht durch Verspannungen eingeschränkt sein. Ansonsten führt die Verspannung zu Bewegungseinschränkungen, aus denen Ausweichbewegungen resultieren, und das macht anfällig für Verletzungen. Fühlt sich beispielsweise Ihre Nacken-

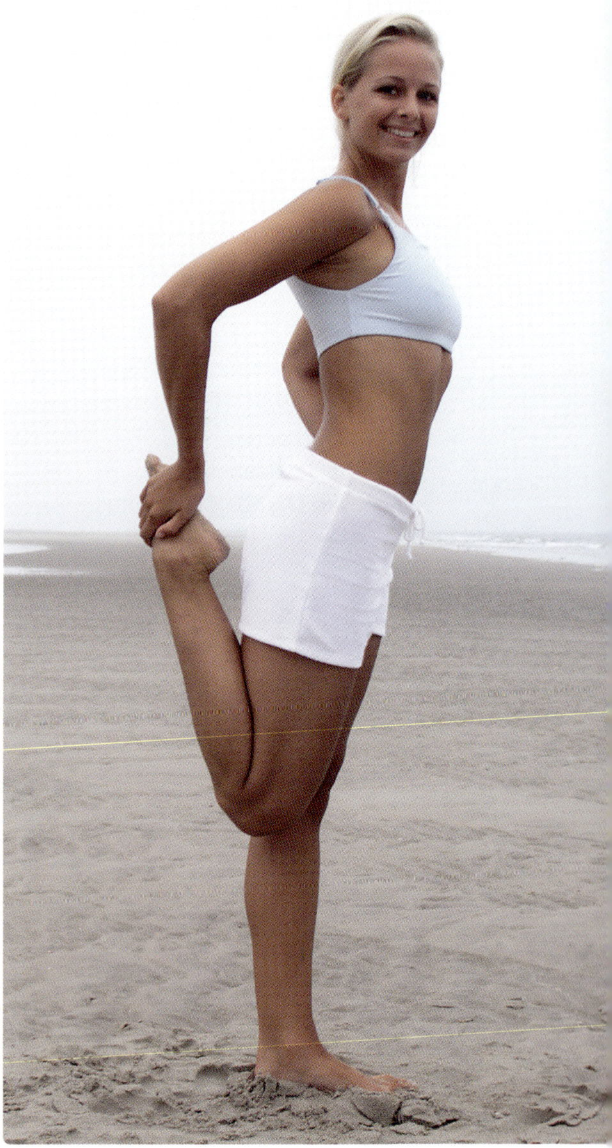

muskulatur deutlich verspannt an, dann können Dehnübungen vor einem Boxtraining/-wettkampf durchaus als Verletzungsvorbeugung angesehen werden. Ebenso ermöglichen Dehnübungen vor dem Joggen dem Fuß einen größeren Bewegungsspielraum und beugen so möglichen Verletzungen vor. Auch die Brustmuskulatur, die innere und die hintere Beinmuskulatur sind Muskelgruppen, die zur Verkürzung neigen und deshalb verletzungsanfällig sind, so dass ein kurzes Andehnen sinnvoll sein kann.

Lange und intensiv ausgeführte statische Dehnübungen können hingegen das Verletzungsrisiko sogar erhöhen, da sich der Muskeltonus vermindert. Es wird deshalb oft dynamisches Dehnen in der Aufwärmphase empfohlen, um den Körper sowie das zentrale Nervensystem auf die Belastung vorzubereiten und eine große Bewegungsamplitude zu ermöglichen. Wenn Sie aber statische Dehnmethoden in der Aufwärmphase vorziehen, dann ist das auch in Ordnung. Sie müssen nur darauf achten, dass Sie die Dehnposition nicht zu lange einnehmen (maximal zehn Sekunden werden empfohlen), denn dann erfolgt nur eine geringe Senkung des Muskeltonus. Auch können Sie danach durch einige schnelle Bewegungen den Körper wieder in Leistungsbereitschaft versetzen.

- **Leistungsverbesserung im Sport:** Ein beweglicher Körper gewährleistet reibungslose Bewegungsabläufe. Dadurch reduziert sich nicht nur die Verletzungsgefahr, sondern auch der Energieverbrauch – die Athleten bleiben während des Sports länger leistungsfähig. Generell können optimale Ergebnisse nur dann erzielt werden, wenn der Bewegungsspielraum vollständig ausgebildet ist. Dehntraining verbessert die Leistungsfähigkeit in Sportarten, die eine besondere Beweglichkeit erfordern, beziehungsweise bei den Aktiven, welche die für ihre Disziplin vorausgesetzte Beweglichkeit noch nicht entwickelt haben. Es ist jedoch nicht notwendig, dass Sie sich ein überhöhtes Maß an Beweglichkeit antrainieren.
  In der Aufwärmphase wird gedehnt, um den Körper auf intensive Positionen vorzubereiten. Außerdem können lokale Verspannungen gelöst werden, was reibungslos ablaufende Bewegungen ermöglicht. Man hat aber auch festgestellt, dass intensive statische Dehnübungen in der Aufwärmphase zu reduzierter Schnell- und Sprungkraft führen. Beim Aufwärmen sollten deshalb Dehnübungen und Dehnmethoden an den Anforderungen der Sportart sowie an den individuellen Anforderungen des Sportlers ausgerichtet werden.
  Bei Sportarten, die mit Unterbrechungen ausgeübt werden (z. B. Weitspringen), können immer wieder kurze Dehnungen eingeschoben werden. Dadurch ist gewährleistet, dass die Muskeln leistungsbereit bleiben und nicht verkrampfen.
- **Schnelle Regeneration nach dem Sport und körperlicher Belastung:** Intensive Belastung der Muskulatur in Sport und Alltag bewirkt, dass die aktivierte Muskulatur verspannt und sich zusammenzieht. Durch anschließendes Dehnen entspannen Sie die Muskulatur, wodurch Sie sich besser fühlen und die Regenerationsprozesse sich beschleunigen (z. B. wird ein zügiger Abbau der produzierten Milchsäure ermöglicht). Außerdem können Sie verhindern, dass sich Muskelverkürzungen entwickeln. Vor einigen Jahren haben zahlreiche Kraftsportler noch nicht gedehnt und verloren dann über die Trainingsjahre hinweg immer mehr von ihrer körperlichen Beweglichkeit.
- **Dehnen zur Beseitigung von Muskelungleichgewichten:** Ein Ungleichgewicht zwischen Muskel und Gegenspieler oder zwischen rechter und linker Körperseite kann sich in Folge einseitiger Bewegungen und Verletzungen entwickeln. Dies führt zu

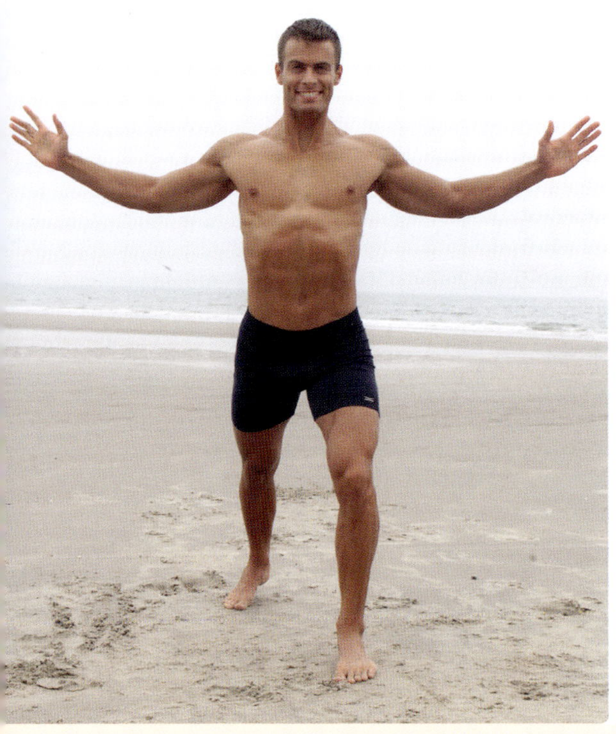

verspannten Muskelgruppen und Schmerzen, was die sportliche Leistungsfähigkeit einschränkt und die Verletzungsanfälligkeit erhöht. Zur Beseitigung eines Ungleichgewichts der Muskulatur ist es nicht ausreichend, wenn Sie ausschließlich die verspannten Muskelgruppen dehnen. Oftmals besteht eine Schutzreaktion des Körpers auf eine Störung eines Gelenksystems, es ist also keine tatsächliche Muskelverkürzung gegeben. Sie sollten deshalb vorrangig den Muskel-Gegenspieler kräftigen. Am besten gehen Sie so vor, dass Sie Muskel und Gegenspieler kräftigen und vorsichtig dehnen, sich bei der Kräftigung aber besonders intensiv dem Muskel-Gegenspieler widmen.

Häufig gestellte Fragen

Was sind die Unterschiede zwischen Dehnen und Stretching?

Das Dehnen und die englische Bezeichnung »Stretching« beschreiben alle Bewegungen, die mit dem Ziel ausgeführt werden, die Beweglichkeit zu verbessern. Im deutschen Sprachgebrauch wird die Bezeichnung »Stretching« aber oftmals nur für das statisch ausgeführte Dehnen verwendet, weshalb es zu Missverständnissen kommen kann. In diesem Buch wird zwischen statischem und dynamischem Dehnen unterschieden, wenn eine solche Differenzierung notwendig ist.

Sind statisches Dehnen und Aufwärmen miteinander vereinbar?

Einige aktuelle wissenschaftliche Untersuchungen raten dazu, in der Aufwärmphase kein statisches, sondern dynamisches Dehnen auszuführen, da durch das statische Dehnen der Muskeltonus gesenkt wird, wodurch keine optimale Leistungsbereitschaft besteht. Einige Sportler fühlen sich nach statischem Vordehnen jedoch besser auf extreme Bewegungen vorbereitet.

Wenn Sie auf die statischen Dehnübungen vor dem Sport nicht verzichten wollen, sollten Sie diese schon aus psychologischen Gesichtspunkten durchführen. Verbleiben Sie dann jedoch bei den statischen Dehnungen nicht länger als zehn Sekunden in der Dehnposition, führen Sie also ein sogenanntes »Andehnen« der verspannten Muskeln aus. Im Anschluss daran können Sie die Leistungsbereitschaft des Körpers wieder erhöhen, indem Sie einige dynamische Dehnungen, Gelenkkreisen und/oder Körpergewichtsübungen beziehungsweise sportartspezifische Bewegungen ausführen.

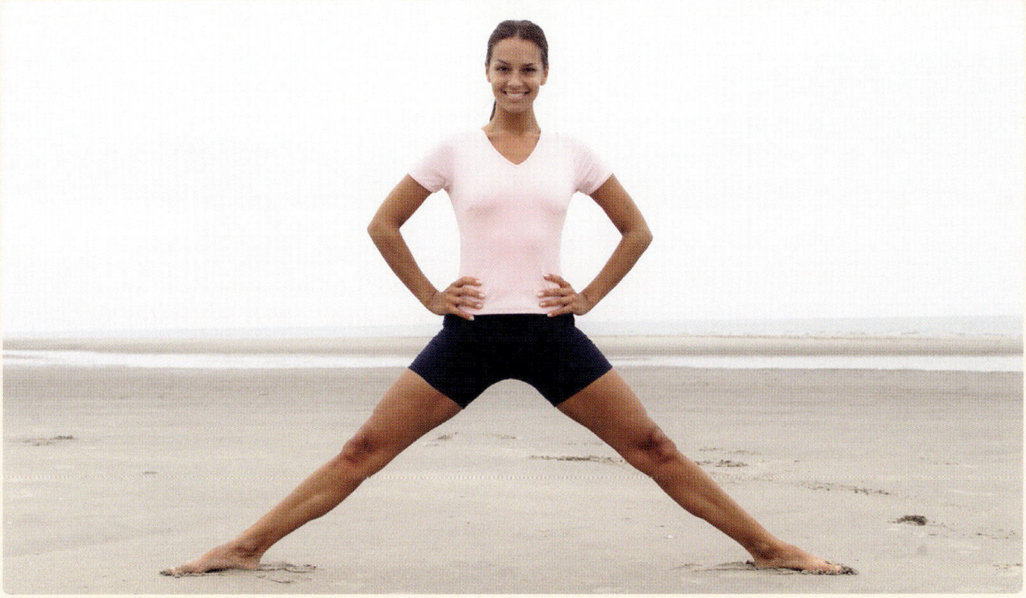

Gibt es ein optimales Dehnprogramm?

Verschiedene Sportarten stellen unterschiedliche Anforderungen an die Beweglichkeit, denen Sie bei der Zusammenstellung Ihres Dehnprogramms entsprechen müssen. Auch sollten Sie bei der Zusammenstellung des Programms Ihre körperlichen Voraussetzungen beachten. Das Dehnprogramm ist außerdem davon abhängig, ob Sie in der Aufwärmphase oder in der Abwärmphase dehnen oder ob Sie ein gezieltes Beweglichkeitstraining (Dehntraining) ausführen. Deshalb kann es kein allgemeingültiges Dehnprogramm geben, sondern es ist an die Erfordernisse jedes Einzelnen anzupassen. Dieses Buch stellt Ihnen Grundlagenprogramme vor, die Sie an Ihre individuellen Bedürfnisse anpassen können.

Wichtig ist es, dass Sie sich beim Dehnen wohlfühlen. Es gibt viele Methoden und Handlungsempfehlungen, deren Wirkungen sich zum Teil nicht nachweisen lassen. Testen Sie die verschiedenen Möglichkeiten und nutzen Sie die Methoden und Übungen, die sich für Ihre momentane körperliche Verfassung und Ihre Trainingsziele am besten eignen und von deren Erfolg Sie überzeugt sind.

Welche Muskelgruppen soll ich dehnen?

Die Auswahl der zu dehnenden Muskelgruppen ist abhängig von der Zielsetzung des Dehnens sowie davon, in welcher Trainingsphase Sie sich dehnen. In der Aufwärm- und in der Abwärmphase sollten Sie Ihre Schwachstellen und die Muskelgruppen dehnen, die in Ihrer Sportart vorrangig beansprucht werden. Grundsätzlich ist es empfehlenswert, dass Sie mindestens einmal pro Woche ein Ganzkörperprogramm ausführen. So bewahren Sie ein gutes Muskelgefühl und verhindern, dass sich Muskelverkürzungen entwickeln.

Welche ist die optimale Dehnposition?

Sie müssen ein leichtes Ziehen im Muskel, eine sogenannte Dehnspannung, spüren. Diese darf aber nicht schmerzen, da Sie ansonsten nicht die Muskulatur entspannen, sondern sich verspannen.

Beim Aufwärmen und Abwärmen sollten Sie sehr intensive Dehnpositionen vermeiden. Beim Dehntraining, d.h. wenn Dehnübungen den Trainingshauptteil darstellen, müssen Sie eine deutliche Spannung spüren, denn nur mit Dehnreizen können Sie Ihre Beweglichkeit gezielt verbessern. Mit regelmäßigem Training werden Sie recht schnell lernen, welche Dehnspannung sich für Ihr Dehnen eignet. Wenn Sie am nächsten Tag in den gedehnten Muskelgruppen Schmerzen verspüren, dann haben Sie zu intensive Dehnpositionen eingenommen.

Wie lange dauert es, bis Dehneffekte deutlich werden?

Innerhalb von ein bis zwei Monaten ist eine deutliche Verbesserung der Beweglichkeit erkennbar, vorausgesetzt, dass Sie mindestens zweimal pro Woche Dehntraining nach den in diesem Buch vorgestellten Methoden ausführen. Die Erfolge sind umso größer, je intensivere Dehnpositionen Sie einnehmen und halten können. Entscheidend ist bei jeder Dehnposition, dass Sie die Muskulatur entspannen können: Sie dürfen weder Schmerzen verspüren noch Ausweichbewegungen ausführen. Ansonsten werden Sie keine Dehnerfolge erzielen, sondern Ihre Muskulatur verhärtet sich.

Wie viele Wiederholungen der Dehnübungen soll ich ausführen?

Sowohl im Aufwärm- als auch beim Abwärmprogramm genügt es, für jede Übung einen Durchgang auszuführen. Die Dehnposition kann einmal erweitert werden, was jedoch nicht zwingend erforderlich ist.

Im Dehntraining mit dem Ziel, die Beweglichkeit deutlich zu verbessern, können Sie zwei bis drei Durchgänge für jede Übung ausführen. Jeder Durchgang wird dabei solange fortgeführt, bis keine Erweiterung der Dehnposition mehr erkennbar ist.

Wie lange und nach welcher Methode soll ich dehnen?

In der Aufwärmphase dehnen Sie dynamisch, oder Sie führen ein kurzes statisches Andehnen aus. In der Abwärmphase eignet sich besonders das statische Dehnen, wobei auch dann die Positionen weder lange gehalten noch intensiv sein sollten – es sei denn, Sie machen vor dem Abwärmen einige Dehnübungen zur Leistungsverbesserung. Im Dehntraining nutzen Sie alle Methoden und können auch intensive Dehnpositionen einnehmen. Die schnellsten Erfolge im Dehntraining erreichen Sie mit der Methode »Anspannen – Entspannen – Erweitern«.

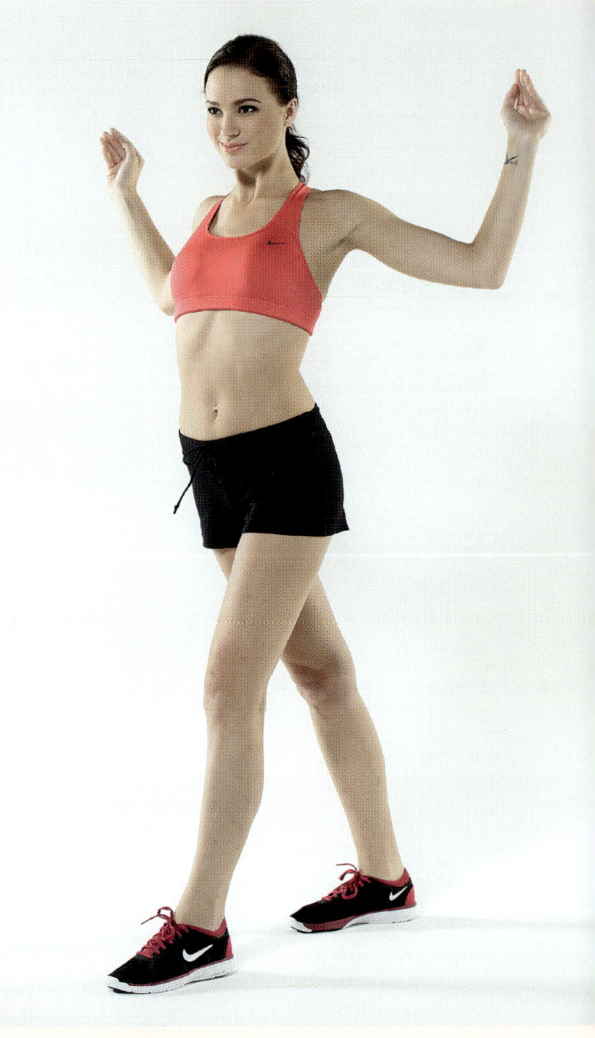

Was ist beim Dehnen bei Kindern zu beachten?

Kinder sollten bei intensivem Dehnen keine Übungen mit Anspannen der Muskulatur ausführen. Generell ist beim Dehnen zur gezielten

Beweglichkeitsverbesserung sehr vorsichtig vorzugehen, da die Gefahr besteht, dass Kinder eine Überbeweglichkeit entwickeln, insbesondere an Sehnen und Bändern. Auch ist es für Kinder schwierig, sich auf die Dehnung zu konzentrieren und in einer statischen Dehnposition zu verweilen. Dynamische Schwungübungen sind für Kinder meistens einfacher auszuführen.

Muss ich Trainingseinheiten mit dem Zweck der Beweglichkeitsverbesserung ausführen?

Ob für Sie spezielles Dehntraining notwendig ist, hängt davon ab, welche Anforderungen Ihre Sportart an die Beweglichkeit stellt und wie Ihre persönliche Beweglichkeit entwickelt ist. Sie müssen nicht auf Dehnpositionen hin trainieren, welche die Anforderungen Ihrer Sportart deutlich übersteigen. Für die wenigsten Sportarten ist es beispielsweise notwendig, sich in einen Vorwärtsspagat oder in einen Seitspagat bewegen zu können.

Was mache ich bei einem Leistungsplateau?

Wenn Sie im Dehntraining feststellen, dass Sie seit einigen Wochen keine intensiveren statischen Dehnpositionen mehr einnehmen können, dann nutzen Sie die Methode »Anspannen – Entspannen – Erweitern«. Nutzen Sie diese bereits und haben auch dabei das Gefühl, sich auf einem Beweglichkeitsplateau zu befinden, dann können Sie folgende extreme Variante nutzen: Erweitern Sie die Anspannungsphase auf 10–20 Sekunden mit maximaler Intensität in Dehnpositionen für die Muskelgruppen, bei denen Sie eine deutliche Leistungsverbesserung erreichen wollen. Die Spannung bauen Sie über einige Sekunden hinweg auf, um die Verletzungsgefahr minimal zu halten. Anschließend gelingt einigen Sportlern eine noch etwas bessere Entspannung und darauf folgende Erweiterung der Dehnposition. Für Einsteiger ist diese intensive Variante jedoch nicht zu empfehlen.

Soll ich bei Muskelkater dehnen?

Intensive Dehnübungen können Mikroverletzungen der Muskulatur hervorrufen. Wenn bereits Muskelrisse bestehen, die sich in Form von Muskelkater zeigen, sollten Sie sich nicht intensiv dehnen. Der Muskel würde ansonsten wieder verletzt und somit die Regenerationsphase verlängert. Dehnübungen mit geringer Intensität und kurzer Haltedauer können zur Entspannung und Lockerung beitragen und sind deshalb bei leichtem Muskelkater durchaus vertretbar.

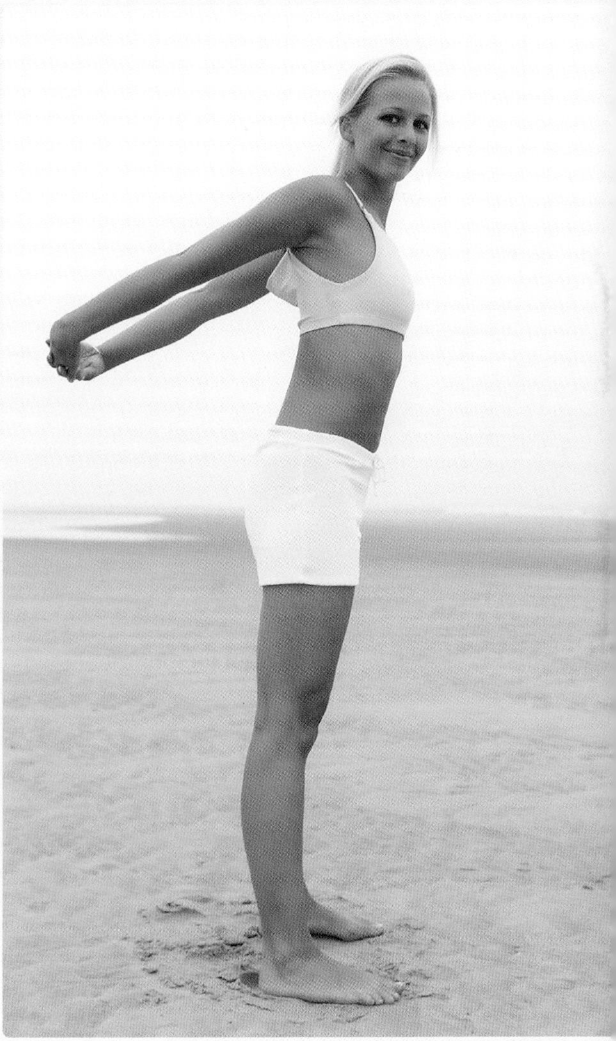

2 Anwendungsmöglichkeiten des Dehnens

Dehnen sollten Sie sich bei jeder Sportart vor dem Hauptteil, um Ihren Körper vorzubereiten, sowie nach dem Hauptteil, um Regenerationsprozesse zu beschleunigen, Muskelverspannungen zu verhindern und sicherzustellen, dass Sie Ihre Beweglichkeit bewahren. Sind bei Ihnen Muskelgruppen verkürzt, dann empfehlen sich zusätzliche Trainingseinheiten, in denen Sie sich ganz dem Dehnen widmen. Oftmals verkürzt sind die Nackenmuskulatur, die Schultermuskulatur, die untere Rückenmuskulatur, die Hüftmuskulatur, die innere und die hintere Beinmuskulatur sowie die Wadenmuskulatur.

Wenn Sie nicht genügend Zeit zur Verfügung haben, um in Ihrem Wochentrainingsplan eigenständige Dehneinheiten einzufügen, dann können Sie in einer Sporteinheit nach der Hauptphase einige Dehnübungen ausführen, wobei Sie sich auf die Muskelgruppen konzentrieren, bei denen Sie eine Beweglichkeitsverbesserung anstreben. Ein ausführliches Dehnprogramm ist hingegen im Anschluss an eine intensive Sporteinheit nicht möglich, da der Körper zu müde ist.

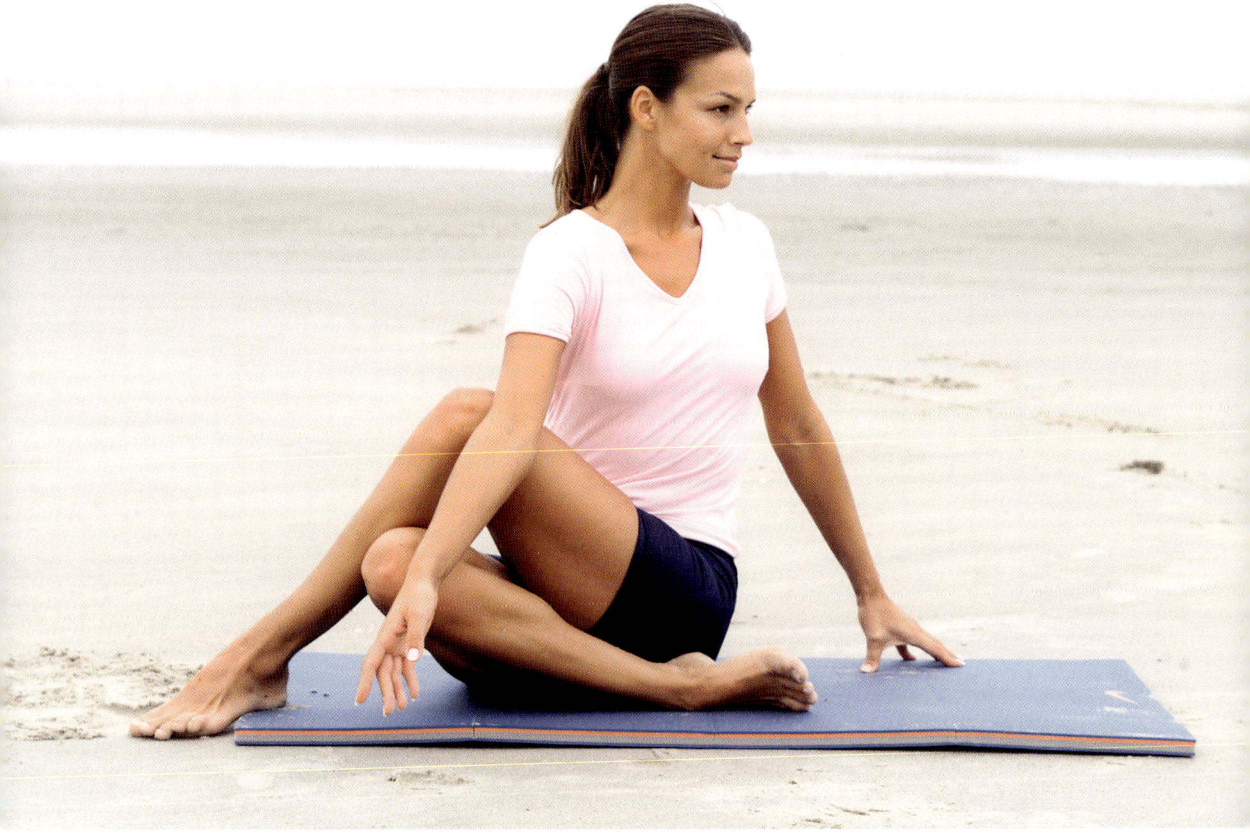

Dehnen vor der Sporteinheit (Vordehnen)

Jede Sportart wird mit einem Aufwärmprogramm begonnen, das darauf abzielt, die Durchblutung des Körpers zu verbessern, die Konzentration zu erhöhen und sich auf die sportliche Belastung vorzubereiten. Dazu können Sie eine Aufwärmübung über einen Zeitraum von fünf bis zehn Minuten mit gemäßigter Intensität ausführen, beispielsweise langsames Laufen oder lockeres Seilspringen.

Auch der Einsatz der Hartschaumrolle bietet sich zur Trainingsvorbereitung an. Dabei wird mehrfach zügig über verspannte Körperstellen gerollt. Dies bewirkt eine bessere Durchblutung und löst Verklebungen in Faszien und Muskelsträngen, aus denen eine Verletzung resultieren könnte.

Danach können Sie Dehnübungen einsetzen, wobei die Übungen und die Methoden abhängig von Ihrer Sportart sowie Ihren individuellen Anforderungen sind.

Außerdem erfordern einige Sportarten, insbesondere vor einem Wettkampf, ein sportartspezifisches Aufwärmen, um die erforderlichen Anforderungen erfüllen zu können.

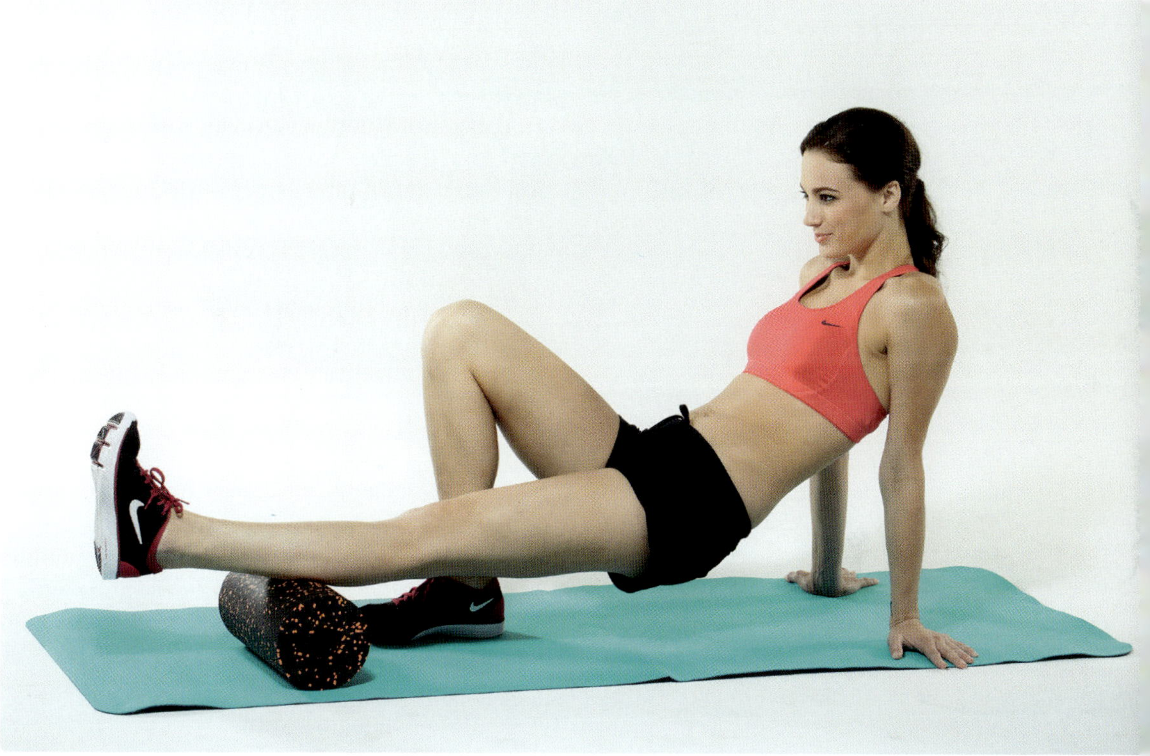

Das Rollen mit der Hartschaumrolle über verspannte und verklebte Körperpartien hilft der Leistungsvorbereitung und dient der Verletzungsvorbeugung. Zur Trainingsvorbereitung rollen Sie fünf- bis zehnmal eher zügig über die Körperpartie.

Info: Statisch oder dynamisch Dehnen?

In den letzten Jahren war es in vielen Sportarten in der Aufwärmphase üblich, ein Dehnprogramm mit statischen Übungen für den ganzen Körper auszuführen. Das Programm sollte sicherstellen, dass die Techniken in der optimalen Bewegungsamplitude ausgeführt werden, und somit die Leistungsfähigkeit erhöhen und die Verletzungsgefahr vermindern. Mittlerweile haben allerdings Untersuchungen gezeigt, dass ein ausführliches statisches Dehnprogramm vor dem Sport den Tonus der Muskulatur senkt und somit die Leistungsfähigkeit verringert. Es wurde beispielsweise festgestellt, dass sich die allgemeine Kraftleistungsfähigkeit sowie die Sprungkraft verringern.

Einige Sportler sind nun davon überzeugt, dass im Aufwärmen vollständig auf statisches Dehnen verzichtet werden sollte und stattdessen dynamische Übungen auszuführen sind, wobei allerdings Uneinigkeit über die Auswahl der dynamischen Methoden besteht. Manche Sportler nutzen dynamische Dehnübungen, bei denen sie sich mit leichtem Wippen der maximalen Dehnposition nähern (siehe Seite 25). Andere Sportler dehnen sich mit Schwungbewegungen, bei denen sie Radius und Geschwindigkeit fortlaufend erhöhen (siehe Seiten 27–31).

Es gibt aber auch zahlreiche Sportler, die dem widersprechen und sich fragen, warum sie Veränderungen vornehmen sollten, wenn sie sich jahrelang statisch gedehnt und die gewünschten Ziele an Verletzungsvorbeugung und Beweglichkeit erreicht haben. Bei der Entscheidung für eine Dehnmethode ist auch zu beachten, dass es zum Teil unterschiedliche Untersuchungsergebnisse gibt und vieles aus dem Beweglichkeitstraining noch nicht hinreichend erforscht ist.

Es ist wichtig, dass Sie ein Dehnprogramm zum Aufwärmen nutzen, das die Anforderungen Ihrer Sportart sowie Ihre individuellen Bedürfnisse berücksichtigt. Wenn dieses Aufwärmprogramm statische Übungen beinhaltet, dann führen Sie ein Andehnen aus, d.h., dass Sie in der Position nicht länger als 10 Sekunden verweilen. Auch empfiehlt es sich, nach den Dehnübungen die Gelenke zu kreisen und einige schnelle Bewegungen auszuführen, um wieder leistungsbereit zu sein.

Wichtige Hinweise zum Vordehnen

Gemäß aktueller sportwissenschaftlicher Ansicht erscheint es zweckmäßig, nach dem Aufwärmen des Körpers einige Dehnübungen mit der dynamischen Methode auszuführen. Danach können Sie noch einige Schwungbewegungen ausführen, wie beispielsweise »Beinheben nach vorne« und/oder sportartspezifische Bewegungen, wobei Sie Bewegungsamplitude und Ausführungsgeschwindigkeit steigern. Es kann aber durchaus Gründe geben, die einen Sportler veranlassen, sein Vordehnen anders zu gestalten.

- **Leistungsvorbereitung:** Das Dehnen in der Aufwärmphase dient vor allem zur Vorbereitung auf die sportliche Anforderung. Sie können alle Muskelgruppen andehnen (maximal zehn Sekunden halten) oder ein Kurzprogramm für die Muskelgruppen ausführen, die für die Leistungsfähigkeit in Ihrer Sportart entscheidend sind. Testen Sie auch das Abrollen mit der Hartschaumrolle, da es die Leistungsvorbereitung unterstützen kann.

- **Individuelle Besonderheiten berücksichtigen:** Unterschiedliche Dehnerfahrungen und Untersuchungsergebnisse resultieren auch daraus, dass die individuellen Voraussetzungen und Bedürfnisse der Sportler verschieden sind. Einige Sportler benötigen statische Dehnübungen, um verspannte Muskeln zu lockern. Andernfalls können sie die Sportbewegungen nicht technisch korrekt und im optimalen Bewegungsumfang ausführen, was Ausweichbewegungen verursacht, welche die Verletzungsgefahr erhöhen.
  Manche Sportler haben sich an das Ausführen statischer Übungen gewöhnt, und es fällt ihnen schwer, sich mit dynamischen Bewegungen der optimalen Dehnspannung zu nähern, ohne diese zu überschreiten. Dazu ist auch anzumerken, dass die Bewegungen, je langsamer sie gemäß der dynamischen Methode ausgeführt werden, der statischen Ausführung immer ähnlicher werden.
- **Anpassung an das Trainingsprogramm:** Wenn Sie Ihre Beweglichkeit gezielt verbessern wollen, führen Sie am besten zusätzliche Trainingseinheiten aus, in denen Sie sich ganz dem Dehnen widmen. Dies erfordert allerdings, dass Sie die wöchentliche Anzahl der Trainingseinheiten erhöhen. Wenn Sie für weitere Trainingseinheiten nicht genügend Zeit und/oder Motivation haben, können Sie am Ende des Trainings noch einige statisch ausgeführte Dehnübungen ergänzen, wobei Sie sich auf die Muskelgruppen konzentrieren, bei denen Sie eine Beweglichkeitsverbesserung anstreben.
  Einige Sportler jedoch bevorzugen es, ein Dehnprogramm für den ganzen Körper bereits in der Aufwärmphase durchzuführen, um ein besseres Muskelgefühl zu entwickeln. Wenn Sie das Ganzkörperprogramm in der Aufwärmphase ausführen, dann sollten Sie nicht intensiv dehnen und auch jede Übung nur einmal ausführen.
- **Möglichst keine Tonussenkung:** Wenn Sie die Dehnübungen in Ihrem Aufwärmprogramm statisch ausführen, sollten Sie die Dehnspannung nicht länger als zehn Sekunden halten. Untersuchungen haben gezeigt, dass es bei längerer Zeitdauer zu einer deutlichen Tonussenkung und somit zu Leistungseinbußen kommt. Grundsätzlich ist davon abzuraten, vor einer intensiven Sporteinheit, gleich in welcher Sportart, lange in Dehnpositionen zu verbleiben. Nach den Dehnübungen können Sie Ihre Gelenke kreisen und einige schnelle Bewegungen ausführen, um wieder leistungsbereit zu werden.

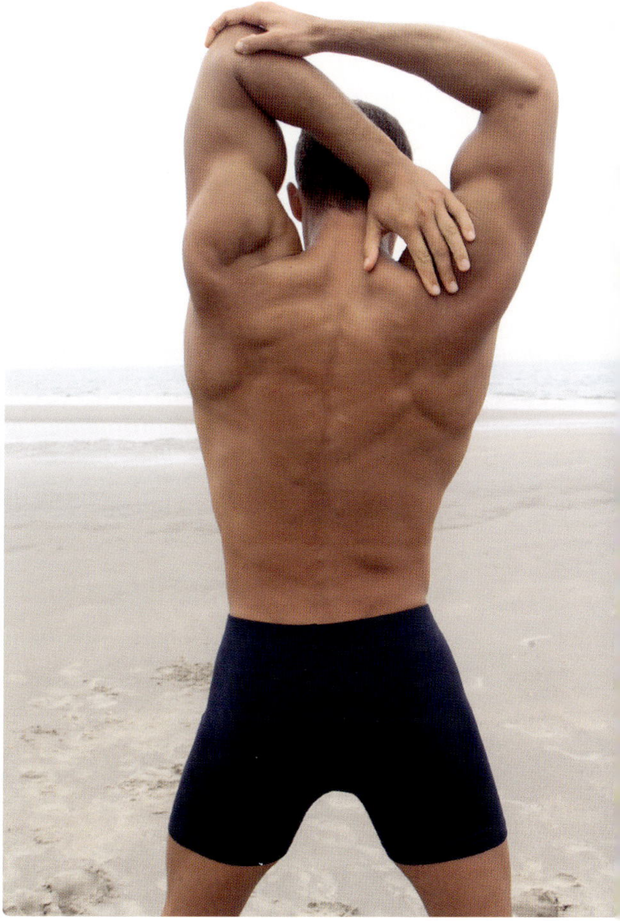

Dehnen nach dem Hauptteil (Nachdehnen)

Beim Nachdehnen können zwei Anwendungen unterschieden werden: das Dehnen zur Leistungsverbesserung und das Dehnen als Abschluss der Sporteinheit, das der Förderung der Regeneration und dem Erhalt der Beweglichkeit dient.

- Dehnen zur Leistungsverbesserung: Nach dem Hauptteil einer Sporteinheit können Sie einige Übungen zur gezielten Verbesserung der Beweglichkeit ausführen. Dehnen Sie sich im noch aufgewärmten Zustand, wobei Sie sich am besten auf ein bis zwei Muskelgruppen konzentrieren. Allerdings ist diese Trainingsvariante davon abhängig, als wie anstrengend Sie den Hauptteil wahrgenommen haben. Im Vereinstraining werden diese Übungen oft als Partnerübungen ausgeführt.
  Führen Sie die Übungen nach den in diesem Buch vorgestellten Dehnmethoden aus. Die Erfahrungen mit und Empfehlungen zur Effektivität der Methoden in dieser Trainingsphase sind unterschiedlich. Testen Sie die Methoden und nutzen Sie diejenige, mit welcher Sie die besten Dehnresultate ohne eine Überforderung des Körpers erreichen. Grundsätzlich sollten Sie aber nicht sehr lange in der Dehnposition verbleiben, da ansonsten negative Effekte für die Durchblutung der Muskulatur und somit für den Abtransport der in der Sporteinheit entstanden Stoffwechsel-Endprodukte festzustellen sind.
  Hingegen sollten Sie nach einer sehr intensiven Sporteinheit auf das Ausführen von Dehnübungen zur Leistungsverbesserung verzichten. Dies folgt daraus, dass der Körper dann zu Krämpfen neigt und somit eine größere Verletzungsgefahr besteht, die eine deutliche Verlängerung der Regenerationsprozesse verursachen würde.
- Dehnen zum Trainingsabschluss: Um den Körper abzuwärmen, können Sie zuerst eine Übung mit leichter Intensität durchführen, etwa langsames Laufen über einen Zeitraum von ca. fünf Minuten; viele Sportler verzichten jedoch darauf.
  Sie können stark belastete und verspannte Muskeln abrollen und sollten sie kurz dehnen. Das Abrollen der belasteten Muskelgruppen mit der Hartschaumrolle hilft, die Regenerationsprozesse zu beschleunigen. Auch das leichte Dehnen beschleunigt Regenerationsprozesse und verhindert außerdem, dass sich Muskelverkürzungen entwickeln können. Weiterhin berichten zahlreiche Sportler, dass sie sich nach dem Abrollen und Dehnen wohler fühlen und sich die Muskulatur deutlich entspannt. Vermeiden Sie intensive Dehnpositionen in der abschließenden Phase der Sporteinheit ebenso wie langes Halten der Dehnpositionen, da der Körper zu Krämpfen neigen könnte und Sie es vermeiden sollten, die ablaufenden Regenerationsprozesse zu verlangsamen. Als wichtige Bereiche für das Nachdehnen lassen sich insbesondere die Brust-, die Nacken-, die Waden- sowie die vordere, hintere und innere Oberschenkelmuskulatur anführen.
  Wenn Sie die Sporteinheit als sehr intensiv wahrgenommen haben und sich zu müde für das Dehnen fühlen, können Sie die Dehnübungen ein bis zwei Stunden später ausführen; gleiches gilt für das Abrollen.

Dehnen als Hauptzweck (Dehntraining)

Sie können eigenständige Trainingseinheiten zur gezielten Verbesserung der Beweglichkeit ausführen; das bedeutet, dass Sie sich im Trainingshauptteil dem Dehnen widmen. Mit dem Dehntraining entwickeln Sie ein besseres Muskelgefühl und können Muskelverkürzungen beseitigen, die sich beispielsweise durch einseitige Tätigkeiten oder nach einer Verletzung entwickelt haben. Einige Sportarten erfordern eine gute Beweglichkeit bestimmter Muskelgruppen, auf die Sie im eigenständigen Dehnen hintrainieren können. Sie müssen jedoch keine extremen Dehnpositionen wie einen Spagat einnehmen können, wenn eine solche Position die in Ihrer Sportart notwendige Beweglichkeit deutlich überschreitet. Es ist zu bedenken, dass eine zu große Beweglichkeit die Verletzungsanfälligkeit erhöht.

Beginnen Sie auch das Dehntraining mit einer Aufwärmübung, die Sie über einen Zeitraum von fünf bis zehn Minuten mit gemäßigter Intensität ausführen. Nur mit einem aufgewärmten Körper lassen sich intensive Dehnpositionen einnehmen. Im Trainingshauptteil widmen Sie sich dem Dehnen, wozu Sie alle Muskelgruppen dehnen, die Schwachstellen beziehungsweise Trainingsschwerpunkte besonders intensiv. Sie können das Dehntraining mit einer Abwärmübung mit geringer Intensität beenden. Planen Sie für das vollständige Dehntraining einschließlich Auf- und Abwärmphase eine Dauer von etwa 60 Minuten ein. Es ist nicht sinnvoll, länger als 90 Minuten zu trainieren.

Im Dehntraining können Sie alle Dehnmethoden zur Verwirklichung Ihrer Trainingsziele einsetzen. Dehnen Sie die Muskelgruppen intensiv und halten Sie dazu Dehnpositionen für 20–60 Sekunden. Vermeiden Sie es aber, im Schmerzbereich zu trainieren. Sie erreichen deutliche Erfolge in Ihrem Beweglichkeitstraining, wenn Sie sich mindestens zweimal wöchentlich intensiv dehnen.

Info: Dehntraining

- Nutzen Sie im Dehntraining ein Programm, das alle wichtigen Muskelgruppen umfasst. Ihren Schwachstellen widmen Sie sich besonders ausführlich.
- Dehnen Sie sich intensiv, denn nur Dehnungen an der persönlichen Dehngrenze führen zu einer besseren Beweglichkeit. Bei Schmerzen müssen Sie allerdings die Dehnposition vorsichtig verlassen.
- Nutzen Sie alle in diesem Buch vorgestellten Dehnmethoden beim Training Ihrer Schwachstellen. Variables Training führt zu den besten Ergebnissen.

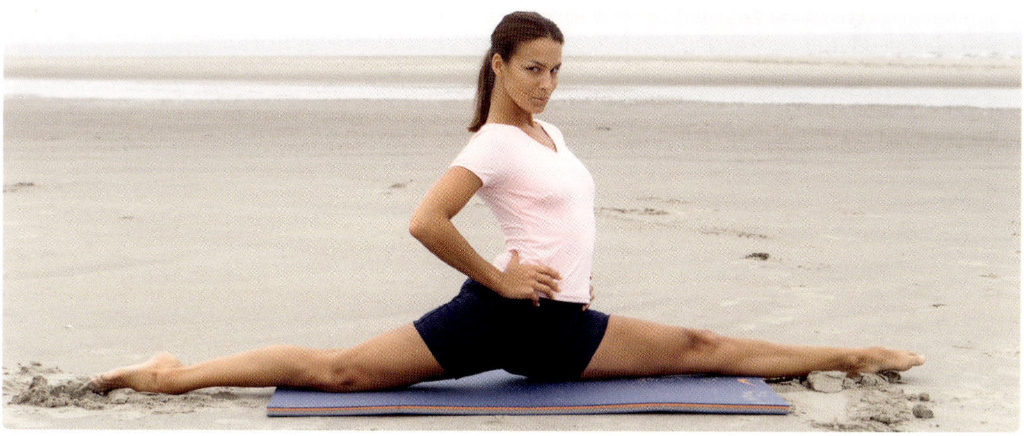

3 Dehnmethoden

Beim Dehnen wird zwischen statischen und dynamischen Methoden unterschieden. Hier werden zwei statische Dehnmethoden vorgestellt, die sich in Sport und Alltag sehr bewährt haben. Einsteiger sollten zuerst nach der Methode »Entspannen – Erweitern« trainieren, da diese einfacher auszuführen ist. Nach einigen Übungswochen können sie dann auch die Methode »Anspannen – Entspannen – Erweitern« nutzen. Ergänzend können Fortgeschrittene dynamisches Dehnen ins Training integrieren.

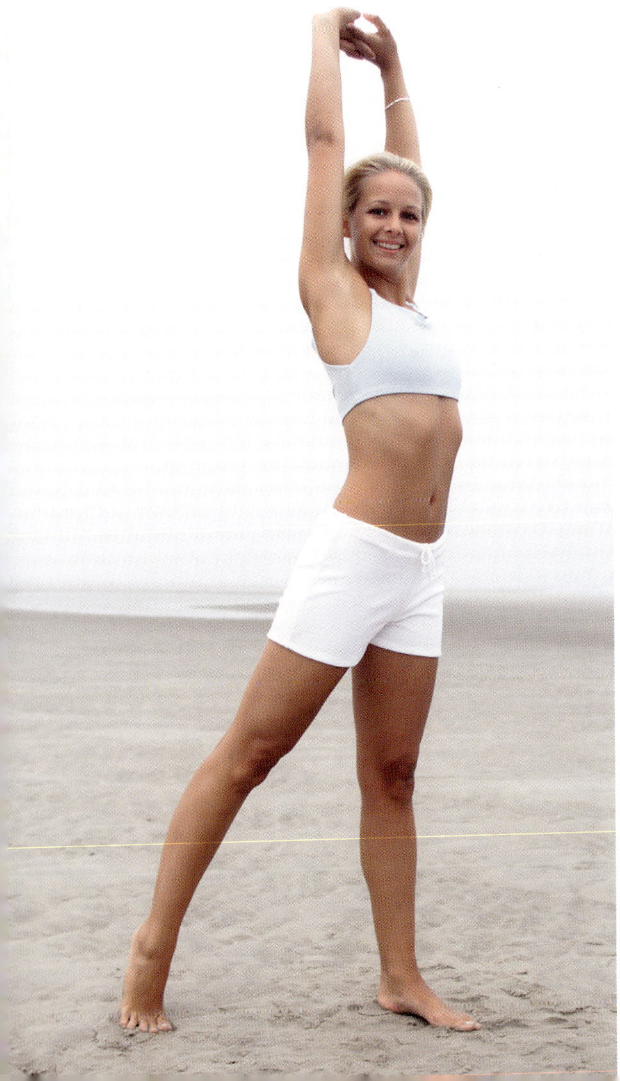

Info: Auswahl der Dehnmethode

Das Dehnen gehört zu den strittigsten Bereichen im Sport, wobei insbesondere Effektivität und Einsatz der Dehnmethoden umfangreich diskutiert werden. Viele Thesen sind nicht mit Sicherheit belegt und werden es aufgrund der Schwierigkeiten einer Überprüfung voraussichtlich auch nie sein. Deshalb können Sie nur selbst mit Ihrem Körpergefühl entscheiden, wie Sie sich in der gegebenen Situation am besten dehnen.

Mittlerweile wird häufig die Empfehlung gegeben, keine statischen Dehnungen vor dem Sporttraining auszuführen, da dies die Leistungsfähigkeit senken würde. Wenn Sie aber bisher erfolgreich in Ihrem Aufwärmprogramm statisch gedehnt haben und von diesem Vorgehen überzeugt sind, hat eine Änderung wenig Sinn. Nimmt beispielsweise ein Kampfsportler sicher an, dass er keine hohen Kicks ohne vorheriges statisches Dehnen der Beinmuskulatur ausführen kann und ansonsten gar eine Verletzung riskiert, dann ist es nicht sinnvoll, dass er sein Dehnen in der Aufwärmphase verändert. Sie müssen von den ausgeführten Übungen und Methoden überzeugt sein. Testen Sie jedoch hin und wieder auch andere Übungen und Methoden und integrieren Sie diese, wenn Sie positive Effekte für Ihr Dehnen feststellen.

Statisches Dehnen

Unter statischem Dehnen wird das Halten einer Dehnposition über eine bestimmte Zeitspanne hinweg verstanden. Diese Form des Dehnens ist vor allem unter dem Begriff »Stretching« bekannt. Die heute übliche Ausprägungsform des Stretchings wird in diesem Buch unter dem Namen »Entspannen – Erweitern« vorgestellt.

Bei dieser Dehnmethode bringen Sie Ihren Körper in eine Position, in der Sie einen leichten Dehnreiz spüren. Die Position halten Sie für einige Sekunden, wodurch sich der Dehnreiz verringert und Sie anschließend die Position erweitern können. Mit dem statischen Dehnen vermindern Sie Bewegungseinschränkungen, die durch Muskelverspannungen hervorgerufen werden, und erweitern langfristig die Bewegungsamplitude (siehe Seite 23).

»Anspannen – Entspannen – Erweitern« (AEE) als Sonderform

Die PNF-Methode (propriodeptive neuromuscular facilitation) ist eine Sonderform des statischen Dehnens, da das Stretching mit einer vorherigen Anspannung kombiniert wird. Von dieser Methode bestehen zahlreiche unterschiedliche Ausprägungsformen. Eine besonders effektive Variante wird in diesem Buch unter dem Namen »Anspannen – Entspannen – Erweitern« vorgestellt. Mit dieser Dehnmethode lassen sich besonders gut Verkürzungen und Verkrampfung von Muskeln beseitigen. Sportler nutzen die Methode häufig zur gezielten Beweglichkeitsverbesserung.

Auch bei dieser Methode nehmen Sie eine Position ein, in der Sie einen leichten Dehnreiz spüren. Nun spannen Sie den Muskel entgegen der Bewegungsrichtung einige Sekunden an, dann entspannen Sie ihn und erweitern schließlich die Position (siehe Seite 24).

Dynamisches Dehnen

Beim dynamischen Dehnen handelt es sich um das behutsame rhythmische Bewegen bis in eine Position mit spürbarer Dehnspannung, die dann sofort wieder verlassen wird. Sie bereiten dadurch Ihren Körper darauf vor, Bewegungen in großem Bewegungsradius auszuführen. Sie sollten aber vor dem Ausführen des dynamischen Dehnens den Körper zuerst gründlich erwärmen, da die Methode mit dem Risiko verbunden ist, über den Dehnreiz hinaus zu trainieren und sich somit zu verletzen. Die Methode wird deshalb eher von Fortgeschrittenen genutzt, die bereits eine gute Körperwahrnehmung entwickelt haben.

Beim dynamischen Dehnen führen Sie eine Übung so aus, dass Sie erst eine Vorspannung einnehmen und aus dieser Position die Übung fünf- bis zehnmal wiederholen, wobei Sie den Bewegungsumfang bei den Wiederholungen behutsam vergrößern. Im Anschluss daran lockern Sie die aktivierte Muskulatur (siehe Seiten 25–26).

Bei einer Variante des dynamischen Dehnens werden Schwungübungen ausgeführt. Die Bewegung wird üblicherweise fünf- bis zehnmal durchgeführt. Sie schwingen beispielsweise ein Bein gestreckt nach oben, wobei Sie das Bein bei jeder Wiederholung etwas höher führen. Außerdem können Sie die Geschwindigkeit der Schwünge kontinuierlich erhöhen (siehe Seiten 27–31).

Vergleich der Dehnmethoden

Das statische Dehnen nach der Methode »Entspannen – Erweitern« ist einfach zu erlernen und wird deshalb zumeist von Einsteigern genutzt. Fortgeschrittene wenden diese Methode vorrangig zum Entspannen an. Das statische Dehnen führt zu einer eingeschränkten Muskeldurchblutung, weshalb es sich im Aufwärmprogramm nur in Form eines kurzen Andehnens eignet. Im Abwärmen und im Dehntraining wird es hingegen umfangreich genutzt.

Das Dehnen gemäß der Methode »Anspannen – Entspannen – Erweitern« ist für das Aufwärmen besser geeignet als das statische Dehnen ohne Anspannen, da die Muskeldurchblutung weniger stark unterbrochen wird. Stellt das Dehnen den Trainingshauptteil dar, dann führt diese Dehnmethode sogar zu den besten Ergebnissen. Allerdings setzt sie zumindest etwas Dehnerfahrung voraus sowie vollständige Konzentration auf die gedehnte Muskulatur.

Das dynamische Dehnen führt zu einer verbesserten Durchblutung für die gedehnte Muskulatur, weshalb sich die Methode gut für das Aufwärmen eignet. Diese Methode erfordert ein gut entwickeltes Körpergefühl, um die optimale Dehnposition nicht zu überschreiten, weshalb sie üblicherweise von Fortgeschrittenen eingesetzt wird.

Die Dehnposition wird beim dynamischen Dehnen nur kurzzeitig eingenommen, so dass nur eine kurzzeitige Reizsetzung erfolgt. Im gezielten Beweglichkeitstraining sind aber längere Reizsetzungen notwendig, weshalb dabei vorrangig die beiden statischen Methoden genutzt werden und die dynamische Dehnmethode ergänzend eingesetzt wird.

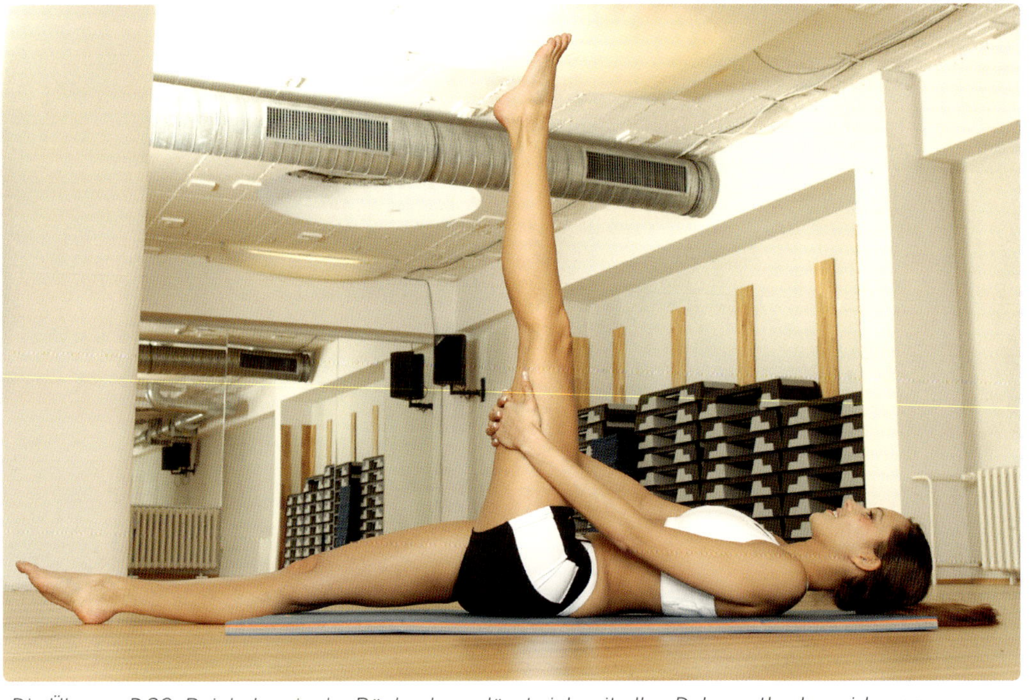

Die Übung »D 30: Beinheben in der Rückenlage« lässt sich mit allen Dehnmethoden wirkungsvoll ausführen. Um die dynamische Übung auszuführen, können Sie das Bein mit einem Seil oder Handtuch heranziehen.

1. Methode: »Entspannen – Erweitern« (leichtes und fortschreitendes Dehnen)

In der **ersten Dehnphase** nehmen Sie vorsichtig eine Position ein, in der Sie einen leichten Dehnreiz spüren. Konzentrieren Sie sich auf die Entspannung des gedehnten Muskels und halten Sie diese Stellung im Dehntraining für etwa 20 Sekunden (Ungeübte können lautlos auf 20 Sekunden zählen); beim Aufwärmen halten Sie die Position maximal zehn Sekunden. Mit fortschreitender Dehnerfahrung orientieren Sie sich an dem eigenen Körperempfinden und nicht mehr an der Zeitdauer. Die Dehnspannung sollte nach kurzer Zeit etwas nachlassen. Auch wenn Sie das nicht spüren, sollten Sie sich in der Position wohlfühlen und entspannen können. Ist dies nicht der Fall, müssen Sie etwas nachgeben und die Spannung verringern.

In der **zweiten Dehnphase** intensivieren Sie die Position, bis Sie einen erneuten Reiz spüren. Anschließend halten Sie diese Stellung für etwa 20 Sekunden; beim Aufwärmen halten Sie die Position maximal zehn Sekunden, oder Sie verzichten ganz darauf. Auch die erweiterte Position müssen Sie als angenehm empfinden, ansonsten müssen Sie diese korrigieren. Zum Abschluss bewegen Sie sich vorsichtig aus der Dehnposition heraus.

Dehnmethode »Entspannen – Erweitern«

- Bringen Sie den Muskel langsam in eine Position, in der Sie einen leichten Dehnreiz spüren.
- Halten Sie ihn etwa 20 Sekunden in dieser Stellung (erste Dehnphase).
  Beim Aufwärmen (Andehnen) erfolgt das Dehnen über maximal zehn Sekunden.
- Erweitern Sie die Dehnung, bis Sie eine erneute Spannung spüren. Halten Sie auch diese Stellung etwa 20 Sekunden (zweite Dehnphase).
  Beim Aufwärmen kann auf die zweite Dehnphase verzichtet werden.
- Lösen Sie sich vorsichtig aus der Dehnung.

Andehnen
Wenn Sie sich in der Aufwärmphase statisch dehnen, sollten Sie die Dehnposition nicht länger als zehn Sekunden halten. Es ist dann zwar möglich, aber nicht notwendig, eine zweite Dehnphase auszuführen.

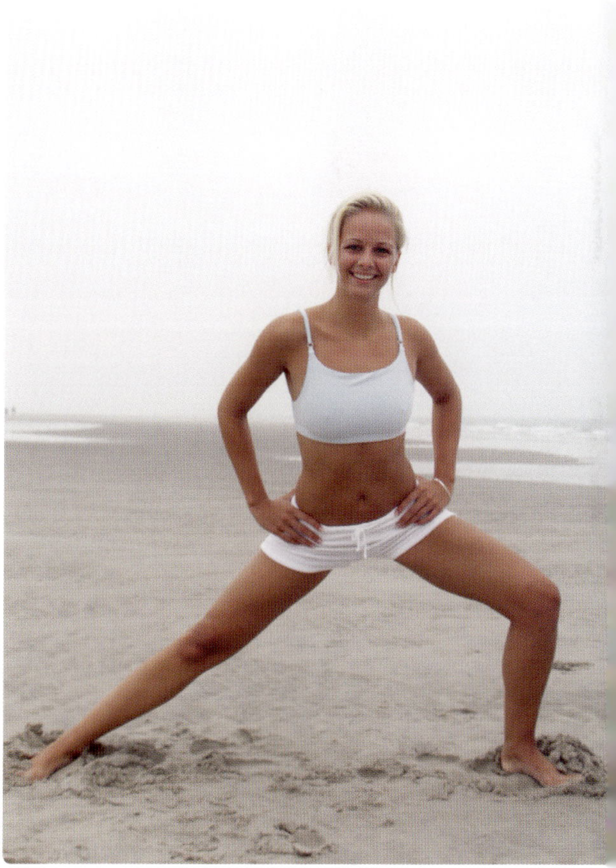

Konzentrieren Sie sich ganz auf das Entspannen der gedehnten Muskulatur.

2. Methode »Anspannen – Entspannen – Erweitern«

In der **ersten Dehnphase** bewegen Sie sich langsam in eine Position, in der Sie einen leichten Dehnreiz spüren. Spannen Sie den zu dehnenden Muskel mit mittlerer Intensität gegen einen Widerstand, ohne die Position zu verändern. Je nach Ausgangsposition kann es sich beispielsweise um eine Wand, einen Boden oder einen Trainingspartner handeln. Die Spannung kann aber auch gegen einen imaginären Widerstand erfolgen. Es gibt unterschiedliche Auffassungen darüber, wie lange und mit welcher Intensität das Anspannen ausgeführt werden soll. So gibt es beispielsweise die Meinung, dass die Anspannung über ein bis zwei Sekunden mit voller Intensität auszuführen ist. Dies führt aber zu hoher Verletzungsgefahr, und außerdem ist es schwierig, in so kurzer Zeit den Muskel vollständig zu aktivieren. In diesem Buch wird deshalb eine Anspannungsdauer von etwa fünf Sekunden mit mittlerer Intensität empfohlen. Anschließend entspannen Sie den aktivierten Muskel für ein bis drei Sekunden, wobei die genaue Dauer davon abhängig ist, wie schnell Ihnen die Entspannung gelingt.

In der **zweiten Dehnphase** intensivieren Sie die Position, bis Sie einen erneuten Reiz spüren. Dann halten Sie kurz diese Stellung, bevor Sie den zu dehnenden Muskel wieder anspannen und entspannen und die Position erweitern. Dieser Vorgang sollte mindestens einmal, kann aber auch häufiger ausgeführt werden. Bei jedem Durchgang wird die mögliche anschließende Erweiterung der Dehnposition geringer, bis schließlich nahezu keine mehr erkennbar ist.

Dehnmethode »Anspannen – Entspannen – Erweitern«

- Bringen Sie den Muskel langsam in eine Position, in der Sie einen leichten Dehnreiz spüren.
- Spannen Sie den zu dehnenden Muskel etwa fünf Sekunden mit mittlerer Intensität gegen einen realen oder imaginären Widerstand, ohne die Gelenkstellung zu verändern (erste Dehnphase).
- Entspannen Sie den Muskel ein bis drei Sekunden lang, ohne die Position zu verlassen.
- Erweitern Sie die Dehnung, bis Sie einen erneuten Reiz spüren, und halten diese Stellung für wenige Sekunden (zweite Dehnphase).
- Anschließend führen Sie erneut die erste Dehnphase aus.
- Lösen Sie sich vorsichtig aus der Dehnung.

Anspannen der Muskelgruppe
Machen Sie sich bewusst, wo genau der Dehnreiz erfolgt. Spannen Sie nun die gereizte Muskelgruppe an. Die Spannung erfolgt entgegen der Richtung, in welcher Sie Ihren Körper bewegen. Eine tatsächliche Bewegung des Gelenks erfolgt aber nicht. Wenn Sie stattdessen den Körper in Richtung der Ausgangsposition zurückbewegen, ist es anschließend nicht möglich, eine Erweiterung der Dehnposition vorzunehmen.

Info: Dehnen für Fortgeschrittene

Wenn Sie bereits seit einiger Zeit diese Dehnmethode nutzen und sich auf einem Leistungsplateau befinden beziehungsweise wenn Sie Ihre Dehnfortschritte forcieren wollen, können Sie die Anspannungsphase intensivieren. Spannen Sie den Muskel dazu mit voller Intensität für 10–20 Sekunden an. Beachten Sie, dass Sie die vollständige Spannung über einige Sekunden hinweg aufbauen müssen, um das Verletzungsrisiko minimal zu halten. Bei dieser Variante können Sie die Entspannungsphase auf drei bis fünf Sekunden verlängern.

3. Methode »Dynamisches Dehnen«

Alternativ zu den vorherigen Methoden können Fortgeschrittene auch einige der im Buch vorgestellten Dehnübungen mit der Methode »Dynamisches Dehnen« ausführen. Nutzen Sie dynamisches Dehnen, um Ihren Körper auf Bewegungen mit großer Amplitude vorzubereiten. Sie sollten aber vor dem Ausführen dynamischer Dehnübungen den Körper zuerst gründlich erwärmen, da die Methode mit dem Risiko verbunden ist, über einen leichten Dehnreiz hinaus zu federn und sich somit zu verletzen. Die Methode wird deshalb vorwiegend von Fortgeschrittenen genutzt, die bereits eine gute Körperwahrnehmung entwickelt haben.

Beim dynamischen Dehnen führt man behutsame rhythmische Bewegungen bis in eine Position mit spürbarer Dehnspannung aus, die man dann sofort wieder verlässt. Einige Fitnesssportler führen dieses rhythmische Federn mit so kleinem Umfang aus, dass die Bewegungen kaum zu erkennen sind.

Für das dynamisches Dehnen nehmen Sie zuerst eine Position mit einer geringen Vorspannung ein und wiederholen dann die federnde Übungsposition fünf- bis zehnmal, wobei Sie den Bewegungsumfang bei den Wiederholungen behutsam vergrößern. Im Anschluss daran lockern Sie die aktivierte Muskulatur.

Dehnmethode »Dynamisches Dehnen«

- Beginnend aus einer leichten Vorspannung vollziehen Sie kleine federnde Bewegungen in eine tiefere Dehnposition hinein und wieder in die Ausgangsposition zurück.
- Führen Sie fünf bis zehn federnde Bewegungen aus, wobei Sie versuchen, die Dehnposition zu erweitern, bis Sie Ihre maximale Bewegungsamplitude erreicht haben.
- Lösen Sie sich vorsichtig aus der Dehnung.

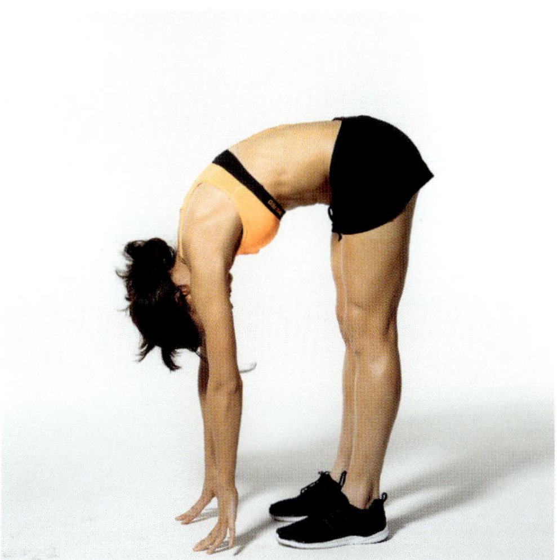

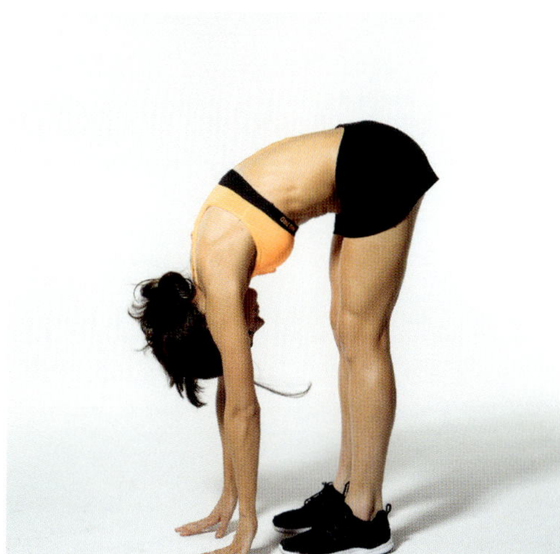

Aus der Ausgangsposition mit leichter Vorspannung federn Sie vorsichtig in eine tiefere Dehnposition hinein.

Info: Variante für isolierte dynamische Dehnung

Als Trainingsvariante können Sie für einige Muskelgruppen, die sich einseitig dehnen lassen, eine isolierte dynamische Dehnung ausführen. Dazu nehmen Sie eine stabile Ausgangsposition ein, in der Sie den zu dehnenden Muskel entspannen können; der Gegenmuskel wird dabei aktiviert. Sichern Sie die Position mit einem Seil, welches Sie um den Fuß des Übungsbeines legen, oder greifen Sie die Trainingshose, um die Position zu stabilisieren. Weit Fortgeschrittene können auch den Unterschenkel des gestreckten Übungsbeines festhalten.

Nun beginnen Sie auszuatmen und begeben sich in die Dehnung hinein; der zu dehnende Muskel bleibt entspannt. Atmen Sie auf natürliche Weise aus und bleiben Sie solange in der Dehnung. Beim Einatmen bewegen Sie sich in die Ausgangsposition zurück, und beim folgenden Ausatmen bewegen Sie sich wieder in die Dehnung hinein, und zwar in eine etwas tiefere Position. Fahren Sie solange mit den Bewegungen fort, bis Sie keinen Fortschritt mehr feststellen können.
Diese Übung ist auch mit einem Übungspartner möglich, vorausgesetzt, dieser ist erfahren, geht behutsam vor und reagiert umgehend auf Ihre Stoppsignale.

Diese Dehnmethode eignet sich besonders für die folgenden Dehnübungen:

- D 30: Gestrecktes Beinheben in Rückenlage. Befestigen Sie ein Seil/Handtuch um den Fuß und ziehen Sie daran oder ziehen Sie alternativ an der Trainingshose.
- Gestrecktes Beinheben zur Seite in Rückenlage. Diese Übung ist ähnlich der oberen Übung, das Bein wird aber am Boden entlang seitlich hochgezogen.
- D 14: Angewinkelten Arm hinter dem Kopf nach unten drücken. Nehmen Sie das Seil/die Handtuch-Enden in die Hände und ziehen Sie daran.
- D 28: Unterschenkel anziehen in Bauchlage. Befestigen Sie ein Seil/Handtuch um den Fuß und ziehen Sie daran oder ziehen Sie alternativ an der Trainingshose.

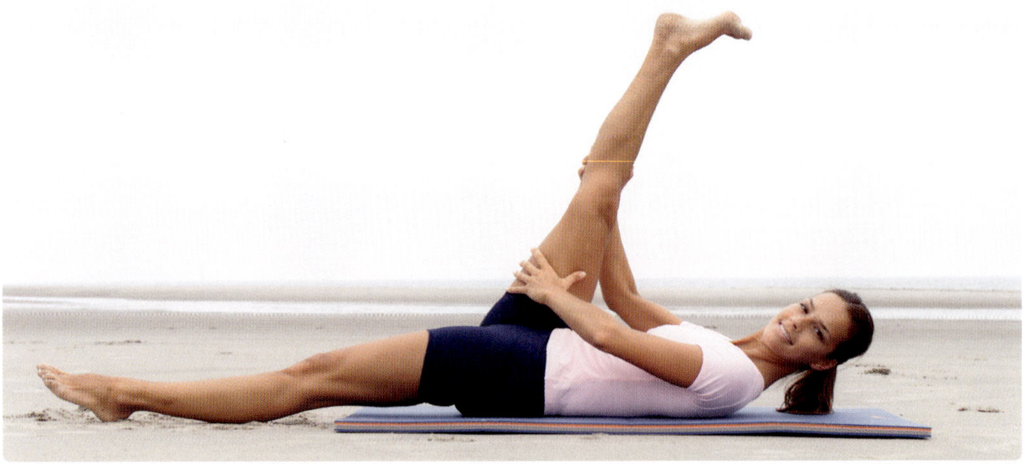

Diese Dehnvariante eignet sich sehr gut für die wichtige Dehnübung »D 30: Gestrecktes Beinheben in Rückenlage«. Sie können ein Seil oder ein Handtuch um Fuß, Wade oder Oberschenkelrückseite legen. Weit Fortgeschrittene – wie die Darstellerin im Bild – können alternativ den Unterschenkel fassen.

4. Methode »Schwungbewegungen«

Als Variante des dynamischen Dehnens werden von einigen Sportlern Schwungbewegungen in das Aufwärmprogramm integriert. Manche Sportler führen sogar nach dem Erwärmen des Körpers ausschließlich Schwungbewegungen aus. Einsteiger sollten jedoch zuvor einige andere Dehnübungen ausführen, da die Gefahr besteht, die Schwungbewegung mit zu großem Radius auszuführen und sich dabei zu verletzen.

Meistens werden Schwungübungen mit den Armen und den Beinen ausgeführt. Schwingen Sie beispielsweise das gestreckt gehaltene Bein vom Boden etwas nach oben; die Muskulatur halten Sie möglichst locker. Wiederholen Sie die Schwünge fünf- bis zehnmal, wobei Sie die Höhe und die Geschwindigkeit erhöhen. Sobald Sie Ihr Bewegungsmaximum erreicht haben, können Sie zur nächsten Übung übergehen.

Info: Schwungbewegungen

- Schwingen Sie ein Körperteil in eine leichte Dehnspannung hinein.
- Führen Sie fünf bis zehn Wiederholungen aus, wobei Sie versuchen, den Bewegungsumfang kontinuierlich zu erweitern, bis Sie Ihre maximale Spannweite erreicht haben.
- Gehen Sie zur nächsten Schwungübung über.

Schwungbewegungen für den Oberkörper

Sie können die **Armschwünge** seitlich nach außen sowie nach oben und unten ausführen. Auch können Sie seitliche Armschwünge mit einer Rumpfdrehung verbinden. Wählen Sie einige der folgenden Übungen aus, die sich für Ihr Training eignen:

- **Armschwünge einseitig:** Sie stehen aufrecht, die Beine sind etwas weiter als hüftbreit auseinander, und ein Arm ist in die Hüfte gestemmt. Schwingen Sie den anderen Arm erst etwa fünfmal von unten nach oben und dann von links nach rechts, wobei Sie den Körper mitdrehen. Zusätzlich können Sie auch noch Schwünge von links unten nach rechts oben und von rechts unten nach links oben ausführen. Versuchen Sie, den Bewegungsradius bei den Wiederholungen zu steigern. Anschließend führen Sie die Übung mit dem anderen Arm aus.
- **Armschwünge beidseitig:** Im aufrechten Stand strecken Sie die beiden Arme seitlich nach außen. Bewegen Sie die Arme erst gleichzeitig nach vorne und schwingen Sie diese dann nach außen. Die Arme bleiben dabei etwa in horizontaler Position. Wiederholen Sie die Bewegung fünf- bis zehnmal und erweitern Sie dabei den Bewegungsradius (Bilder A–B).

  Danach schwingen Sie einen Arm nach links unten und den anderen Arm nach rechts oben (Bilder C–D). Sie beenden schließlich die Übung, indem Sie die Positionen der Arme tauschen.

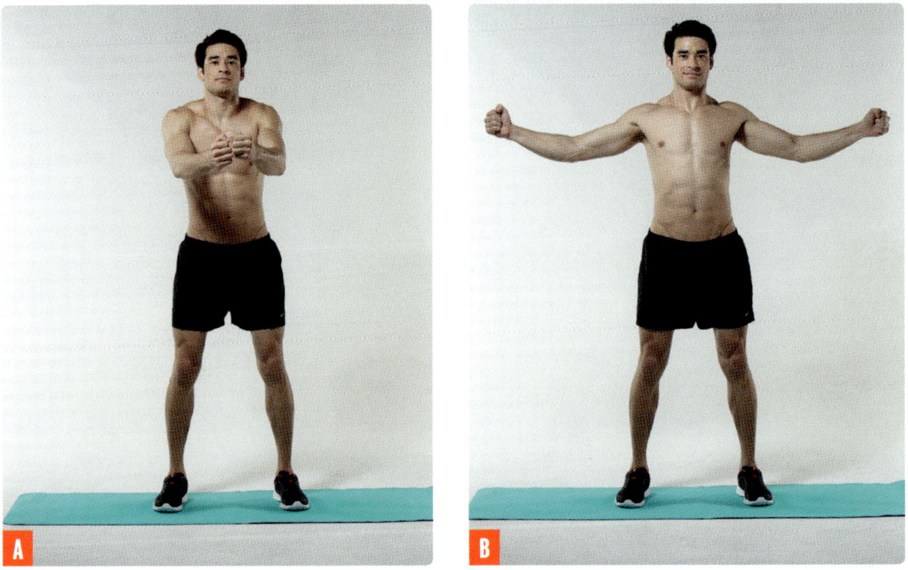

A–B: Das gleichzeitige horizontale Armschwingen.

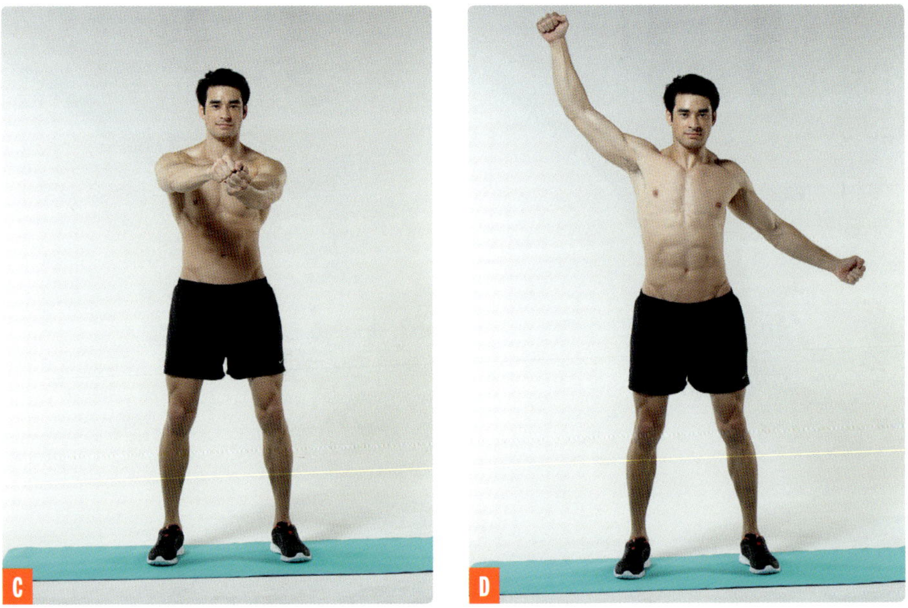

C–D: Das gleichzeitige Armschwingen nach links unten und rechts oben. Anschließend wechseln Sie die Position der Arme.

- **Körperdrehen horizontal:** Aus dem aufrechten Stand strecken Sie die Arme seitlich nach außen. Drehen Sie nun den Oberkörper abwechselnd zur rechten und linken Seite und schwingen Sie die Arme dabei locker mit. Wiederholen Sie die Drehungen zu jeder Seite fünf- bis zehnmal, wobei Sie jede Wiederholung mit einem etwas größeren Bewegungsumfang ausführen können.

- **Körperdrehen diagonal:** Aus dem aufrechten Stand strecken Sie die Arme nach vorne, die Hände können sich dabei fassen. Drehen Sie den Oberkörper nach links unten und von dort nach rechts oben und dann wieder nach links unten zurück, wobei Sie die Arme locker mitschwingen (Bilder E–F). Führen Sie jede Wiederholung mit etwas größerem Umfang aus. Nachdem Sie fünf bis zehn Wiederholungen vollzogen haben, machen Sie Körperdrehungen von rechts unten nach links oben.

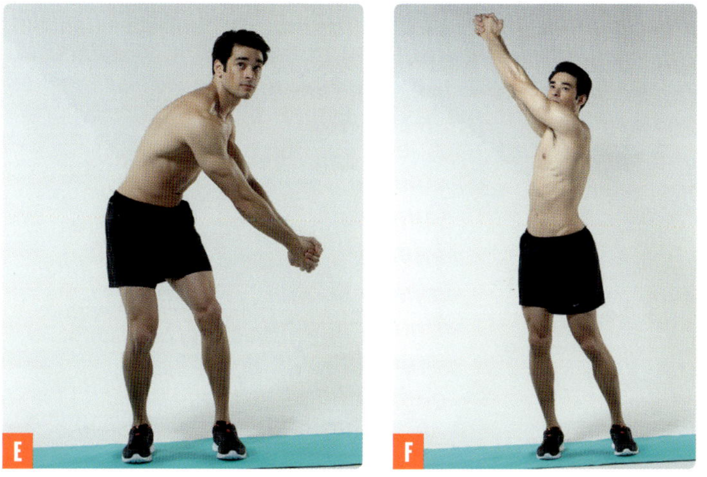

E–F: Das diagonale Körperschwingen. Bei jeder Wiederholung wird der Körper weiter gedreht und dabei die Arme mitgeschwungen.

- **Körperstrecken nach oben und unten:** Aus dem aufrechten Stand schwingen Sie beide Arme gleichzeitig von unten nach oben und strecken dabei den Körper mit. Dann bewegen Sie die Arme wieder etwas nach unten und wiederholen schließlich die Übung fünf- bis zehnmal. Sie können bei der Bewegung nach unten in die Hocke gehen (Bilder G–H). Anschließend können Sie die Arme nach unten hinten schwingen und dabei den Oberkörper vorlehnen. Wiederholen Sie auch die Bewegung nach unten fünf- bis zehnmal.
- Fortgeschrittene kombinieren die beiden Bewegungen. Die Arme werden erst nach oben geschwungen und dann nach unten hinten, wobei die Hocke eingenommen und der Oberkörper nach vorne bewegt wird.

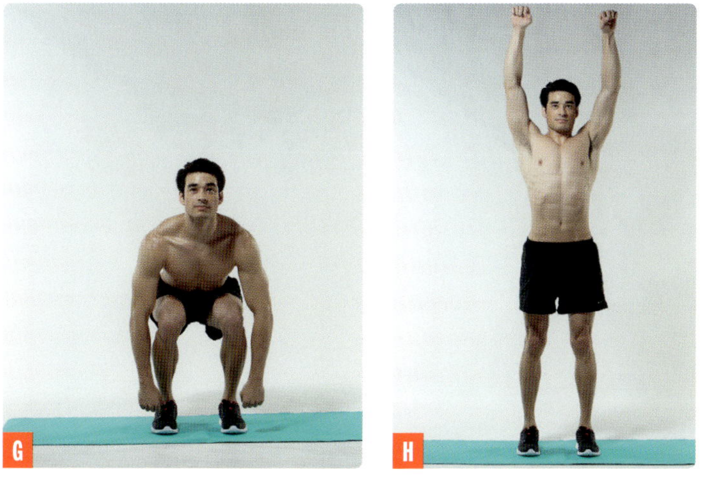

G–H: Schwungbewegung von unten aus der Hocke nach oben. Bei jeder Wiederholung wird der Körper weiter hoch geschwungen.

- **Körperneigen seitlich:** Aus dem aufrechten Stand strecken Sie den rechten Arm gerade in die Luft. Legen Sie den linken Arm seitlich am Körper an. Bewegen Sie nun den Oberkörper zur linken Seite und wieder zurück, wobei Sie den angehobenen Arm mitschwingen. Bei jeder Wiederholung erweitern Sie den Bewegungsspielraum etwas. Achten Sie darauf, dass Sie mit dem Oberkörper auf einer Linie bleiben und nicht mit dem Becken zur Seite ausweichen. Anschließend strecken Sie den linken Arm in die Luft und führen die seitliche Bewegung zur rechten Seite aus. Vermeiden Sie es, die Übung zu schnell auszuführen, um keine Verletzung im unteren Rückenbereich zu riskieren. Wenn Sie Rückenprobleme haben, dann müssen Sie auf diese Übung verzichten.

Schwungbewegungen für die Beine

Sie können die **Beinschwünge** nach vorne, zur Seite und nach hinten ausführen. Anschließend können Sie mit dem Bein Kreisbewegungen von innen nach außen sowie von außen nach innen ausführen. Wählen Sie aus den folgenden Übungen solche, die sich für Ihr Training eignen:

- **Knieheben nach vorne:** Aus dem aufrechten Stand machen Sie einen kleinen Schritt nach vorne und ziehen dann das Knie des Übungsbeins aus der hinteren Position zur Brust. Stellen Sie das angehobene Bein wieder hinten ab. Wiederholen Sie die Übung fünf- bis zehnmal, wobei Sie jede Wiederholung schneller und höher ausführen. Anschließend machen Sie die Übung mit dem anderen Knie.
- **Unterschenkel nach hinten schlagen:** Aus dem aufrechten Stand schlagen Sie einen Unterschenkel nach hinten zum Gesäß. Einsteiger können erst ein Bein etwas nach vorne stellen und die Übung aus dieser Position durchführen. Stellen Sie das Übungsbein wieder in der Ausgangsposition ab. Wiederholen Sie die Übung fünf- bis zehnmal, wobei Sie jede Wiederholung schneller und höher ausführen. Anschließend machen Sie die Übung mit dem anderen Unterschenkel. Achten Sie darauf, dass Sie die Bauch- und die Gesäßmuskulatur in Spannung halten, um die Position zu fixieren.
- **Gestrecktes Beinheben nach vorne:** Aus dem aufrechten Stand machen Sie einen Schritt nach vorne und schwingen dann

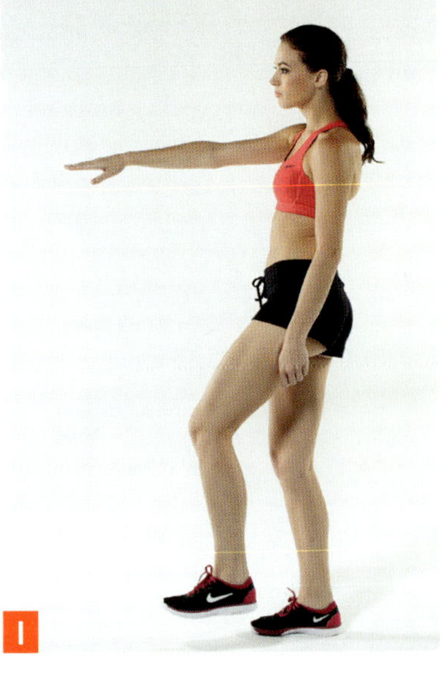

I

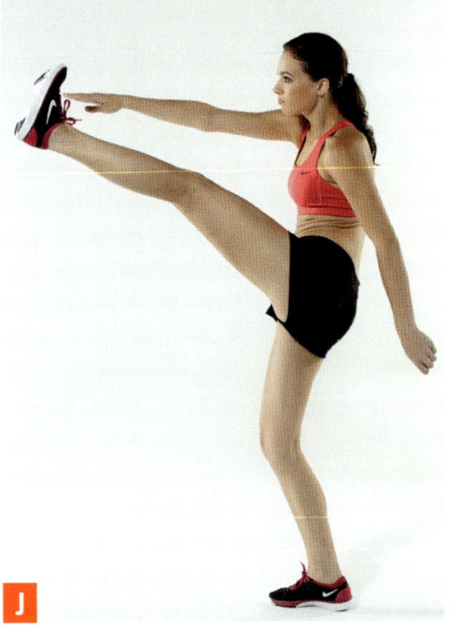

J

I–J: Das gestreckte Beinheben nach vorne.

das gestreckt gehaltene Übungsbein aus der hinteren Position nach vorne oben (Bilder I–J). Sie können einen Arm gestreckt als Ziel nach vorne halten. Stellen Sie das angehobene Bein wieder hinten ab. Wiederholen Sie die Übung fünf- bis zehnmal, wobei Sie jede Wiederholung schneller und höher ausführen. Anschließend machen Sie die Übung mit dem anderen Bein.

- **Gestrecktes Beinheben nach hinten:** Beugen Sie den Oberkörper nach vorne und stützen sich ab, beispielsweise an einem Stuhl. Bewegen Sie das gestreckt gehaltene Übungsbein nach hinten oben und wieder nach unten. Wiederholen Sie die Schwünge fünf- bis zehnmal, wobei Sie jede Wiederholung schneller und höher ausführen. Anschließend machen Sie die Übung mit dem anderen Bein. Sie können den Fuß des Übungsbeins gerade halten oder seitlich drehen. Fortgeschrittene können die Übung ohne Abstützen ausführen.
- **Gestrecktes Beinheben zur Seite:** Aus dem aufrechten Stand strecken Sie einen Arm zur Seite. Schauen Sie in diese Richtung und schwingen Sie nun das gestreckt gehaltene Bein seitlich hoch. Der Fuß wird dabei parallel zum Boden gehalten, und der Standfuß dreht sich nach hinten. Stellen Sie das angehobene Bein kurz ab. Wiederholen Sie die Übung fünf- bis zehnmal, wobei Sie jede Wiederholung schneller und höher ausführen. Sie können dabei mit dem Standfuß etwas nachrutschen. Anschließend machen Sie die Übung mit dem anderen Bein.
- **Beinkreisen von innen nach außen:** Aus dem aufrechten Stand machen Sie einen Schritt nach vorne und bewegen dann das gestreckt gehaltene Übungsbein aus der hinteren Position kreisförmig von innen nach außen, so als würden Sie den aus dem Kickboxen bekannten Außenristtritt (Crescentkick) ausführen. Stellen Sie das angehobene Bein kurz hinten ab, bevor Sie die Übung wiederholen. Machen Sie fünf bis zehn Schwünge, wobei Sie jede Wiederholung schneller und höher ausführen. Anschließend machen Sie die Übung mit dem anderen Bein.
- **Beinkreisen von außen nach innen:** Aus dem aufrechten Stand machen Sie einen Schritt nach vorne und schwingen dann das gestreckt gehaltene Übungsbein aus der hinteren Position kreisförmig von außen nach innen. Stellen Sie das angehobene Bein wieder hinten ab. Wiederholen Sie die Übung fünf- bis zehnmal, wobei Sie jede Wiederholung schneller und höher ausführen. Anschließend machen Sie die Übung mit dem anderen Bein.

Tipp Gelenkkreisen

Nach den Dehnübungen können Sie Gelenkkreisen ausführen, um den Körper zu lockern; besonders nach statischen Positionen in der Aufwärmphase ist das zu empfehlen. Wichtig ist das Kreisen von Kopf, Hand- und Schultergelenken, Hüften, Knie- und Fußgelenken. Kreisen sie am besten fünf- bis zehnmal erst in eine Richtung und dann fünf- bis zehnmal in die andere Richtung.

- Nehmen Sie eine aufrechte Körperhaltung ein.
- Kreisen Sie das Gelenk in einer mittleren Bewegungsamplitude.
- Führen Sie fünf bis zehn Wiederholungen aus.
- Gehen Sie zur nächsten Übung über.

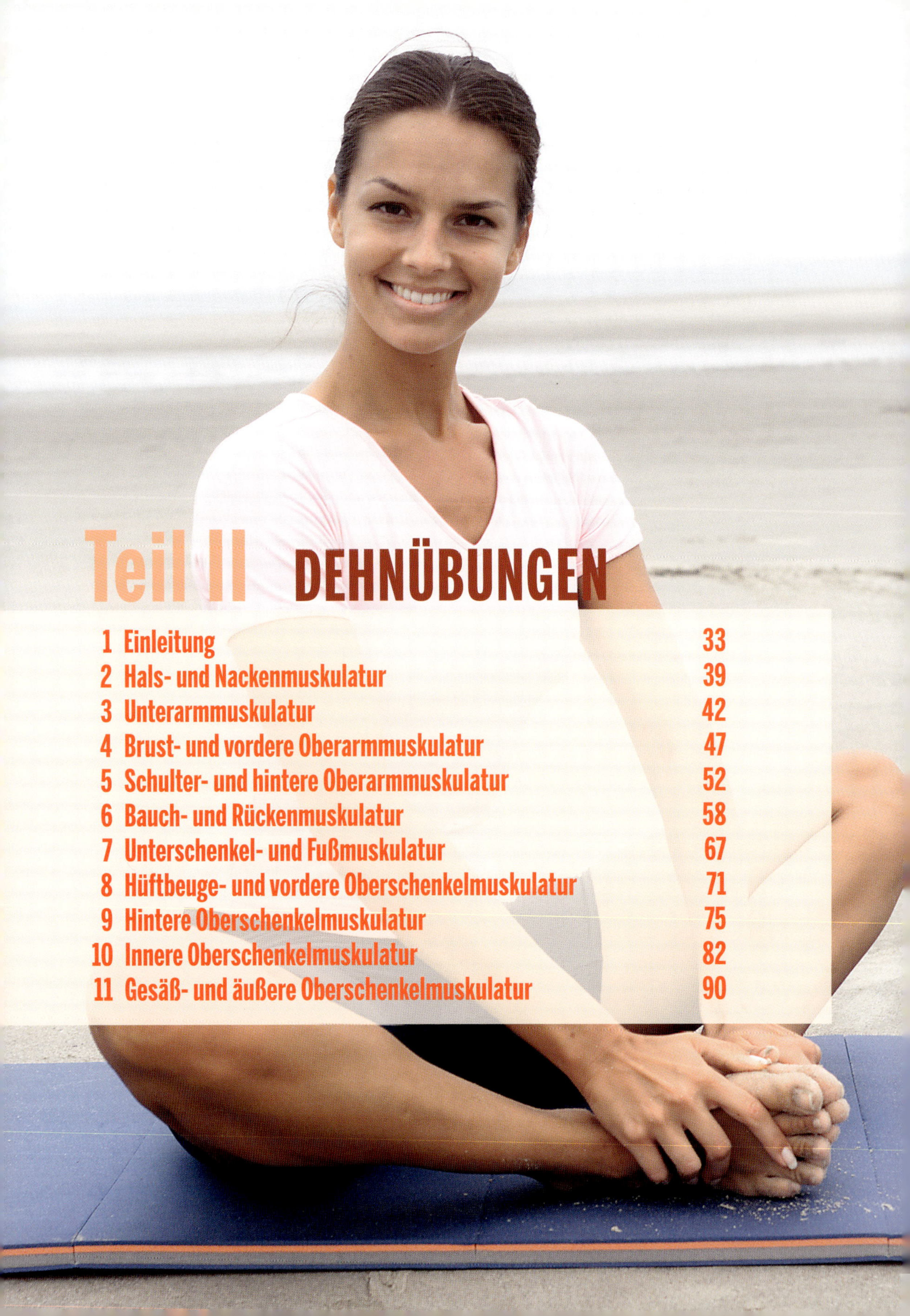

Teil II DEHNÜBUNGEN

1 Einleitung

Auf den folgenden Seiten lernen Sie die wichtigsten Grundübungen für das Dehnen sowie zahlreiche Übungsvarianten kennen. Wählen Sie eine Übungsausführung, bei der Sie die Dehnposition als stabil empfinden und sich auf die Dehnung der Zielmuskulatur konzentrieren können.

Von Zeit zu Zeit sollten Sie Ihr Dehnprogramm variieren und darin Übungen austauschen. Die vorgestellten Dehnübungen sind nach den für das Dehnen wichtigsten Muskelgruppen eingeteilt. So können Sie die Dehnübungen in Ihrem Programm gegen solche Übungen tauschen, welche die gleichen Muskelgruppen aktivieren.

Der Autor und viele seiner Sportpartner trainieren nach der Reihenfolge der aufgelisteten Muskelgruppen. Das Dehnprogramm kann gut mit der Hals- und Nackenmuskulatur begonnen werden. Einige Autoren empfehlen, mit den großen Muskeln, z. B. den Beinen, zu starten. Es ist jedoch einfacher, sich auf das Dehnprogramm zu konzentrieren, wenn Sie zuerst die Verspannung der Hals- und Nackenmuskulatur lösen und dann wie unten beschrieben fortfahren.

Jeder Fortgeschrittene wird sich im Laufe der Zeit ein Dehnprogramm zusammenstellen, das seinen individuellen Bedürfnissen entspricht. Wichtig ist, dass alle Muskelgruppen integriert werden. Beachten Sie, dass viele Dehnübungen mehrere Muskelgruppen gleichzeitig dehnen. Deshalb sollten Sie einer komplexen Dehnübung immer eine isolierte Dehnübung voranstellen und dabei die Schwachstellen zuerst dehnen. Dehnen Sie beispielsweise zuerst die Wadenmuskulatur, bevor Sie eine Komplexübung für die rückwärtige Beinmuskulatur machen. So vermeiden Sie, dass die Wadenmuskulatur die Beweglichkeit einschränkt. Auch ist es sinnvoll, wenn Sie nach dem Dehnen eines Muskels seinen Gegenspieler dehnen, was aber aufgrund der komplexen Dehnübungen nicht immer möglich ist.

Tipp **Dehnreihenfolge**

Beim Dehnen aller wichtigen Muskelgruppen können Sie nach folgender Reihenfolge vorgehen. Dies ist nicht zwingend erforderlich, es ist aber eine sinnvolle Grundlage zur Entwicklung eines individuellen Dehnprogramms.

1. Hals- und Nackenmuskulatur
2. Unterarmmuskulatur
3. Brust- und vordere Oberarmmuskulatur
4. Schulter- und hintere Oberarmmuskulatur
5. Bauch- und Rückenmuskulatur
6. Unterschenkel- und Fußmuskulatur
7. Hüftbeuge- und vordere Oberschenkelmuskulatur
8. hintere Oberschenkelmuskulatur
9. innere Oberschenkelmuskulatur
10. Gesäß- und äußere Oberschenkelmuskulatur.

Intensive körperliche Belastungen und Stress können dazu führen, dass unsere Muskulatur mit Verspannungen und Verhärtungen reagiert. Diese Problematik tritt vermehrt bei intensiven sportlichen und körperlichen Belastungen ein sowie mit fortschreitendem Alter. Nicht nur mit Dehnen können Sie gegen solche Problematiken vorgehen, sondern auch mit einer Rollmassage, was insbesondere zur Behandlung von schmerzenden Körperpartien sehr zu empfehlen ist. Das Abrollen, auch als Faszienmassage bezeichnet, hat sich als sehr effektiv zur Behandlung von Verspannungen erwiesen. Dazu führen Sie mehrere Rollbewegungen über verspannte Muskelpartien mit der Hartschaumrolle (Faszienrolle) beziehungsweise der Massagekugel (Faszienkugel) aus. Dies hilft schnell, Verspannungen zu lösen und schmerzende Stellen zu beseitigen. Somit stellt das Abrollen ergänzend zum Dehnen eine wirkungsvolle Methode dar, um die Beweglichkeit des Körpers zu verbessern. Auf den folgenden Seiten erfahren Sie deshalb nicht nur, wie Sie die jeweiligen Muskelgruppen dehnen, sondern auch, wie Sie diese effektiv mit Massage und der Massagerolle behandeln.

Wichtige Dehnhinweise

Dehnen ist kein sportlicher Wettkampf. Sie müssen sich dabei wohlfühlen und den Körper entspannen. Nur mit regelmäßigem Training verbessert sich die Beweglichkeit des Körpers. Die nachfolgenden Regeln gelten für die statischen und die dynamischen Dehnmethoden. Einige wenige Unterschiede zwischen den Hinweisen für diese beiden Methoden werden verdeutlicht.

- **Stabile und bequeme Ausgangsposition:** Nehmen Sie eine stabile Ausgangsposition ein, damit Sie sich vollständig auf die Dehnung konzentrieren können. Besonders bei einer hohen Dehnintensität kann Wackeln dazu führen, dass Sie die optimale Position überschreiten und sich verletzen. Außerdem müssen Sie die Ausgangsposition als bequem empfinden, um entspannen zu können und ein optimales Dehnergebnis zu erzielen.
- **Langsame und vorsichtige Bewegungen:** Bewegen Sie sich langsam und vorsichtig, um den richtigen Dehnreiz zu finden. Ruckartige Bewegungen können zu schwerwiegenden Verletzungen führen. Lösen Sie sich anschließend ebenso vorsichtig aus der Dehnposition.

Info: Korrekter Stand

Es ist wichtig, dass Sie die Übung im Stand aus einer korrekten Ausgangsposition heraus ausführen. Stellen Sie sich dazu aufrecht hin. Die Füße sind parallel und hüftbreit auseinander, die Knie sind leicht gebeugt. Spannen Sie das Gesäß und den Bauch an. Das Brustbein ist nach vorne oben gestreckt, und die Schultern sind etwas nach hinten unten gespannt. Legen Sie die Arme locker an die Oberschenkel und richten Sie den Kopf gerade nach vorne. Vermeiden Sie ein Hohlkreuz und achten Sie darauf, dass sich die Schultern auf gleicher Höhe befinden.

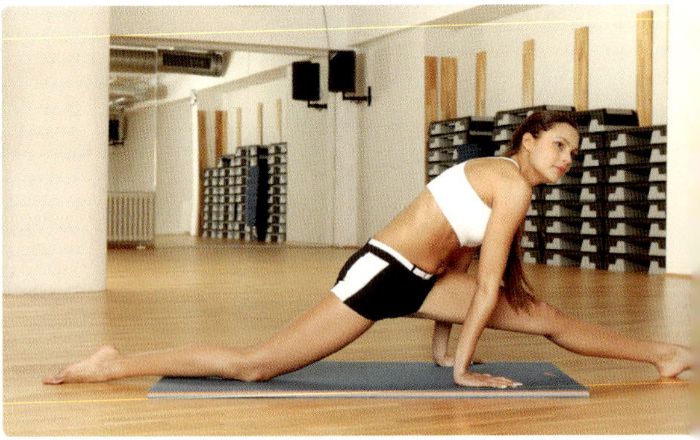

Bewegen Sie sich langsam in die Dehnposition hinein.

- **Eigenes Leistungsvermögen ist entscheidend:** Das eigene Leistungsvermögen entscheidet über die Dehnposition. Versuchen Sie nicht, die gleiche Position wie Ihr Trainingspartner oder die Darsteller im Buch einzunehmen, da jeder Mensch andere körperliche Voraussetzungen hat. Außerdem werden Sie feststellen, dass die eigene Muskelspannung von Tag zu Tag unterschiedlich ist. Begeben Sie sich langsam in die Ausgangsposition, bis Sie eine leichte Dehnspannung spüren. Konzentrieren Sie sich dabei ganz auf Ihre Muskulatur und achten Sie auf Ihre Körpersignale.
- **Keine Schmerzen:** Sie dürfen niemals versuchen, eine Dehnposition mit Gewalt zu erreichen. Sobald Sie Schmerzen spüren, müssen Sie umgehend die Dehnspannung verringern. Ansonsten verhärtet sich der Muskel weiter, statt sich zu lockern. Nur wenn Sie den entspannten Muskel langsam an eine neue Dehnposition gewöhnen und dies regelmäßig ausführen, wird sich Ihre Beweglichkeit verbessern.
- **Gleichmäßige Atmung:** Atmen Sie während des Dehnens langsam und entspannen Sie den Körper beim Ausatmen. Achten Sie darauf, wie die Spannung in der Muskulatur nachlässt. Erweiterungen der Dehnposition nehmen Sie während des Ausatmens vor.
- **Konzentration auf die zu dehnende Muskulatur:** Sie müssen sich vollständig auf die zu dehnende Muskulatur konzentrieren. Sie dürfen nicht unter dem Einfluss von starken Medikamenten, Drogen oder Alkohol stehen, da die eingeschränkte Wahrnehmung zu Fehleinschätzungen der Dehnposition und dadurch zu Verletzungen führen kann. Sie können Musik einsetzen, wenn Ihnen das hilft, sich zu konzentrieren und zu entspannen.
- **Entspannen der Muskulatur beim statischen Dehnen:** Nachdem Sie die richtige Ausgangsposition gefunden haben, ist es für den Erfolg des statischen Dehnens wichtig, dass Sie sich auf den zu dehnenden Muskel konzentrieren, ihn und die gesamte Muskulatur entspannen. Konzentrieren Sie sich ganz bewusst auf das Entspannen der Zielmuskulatur, das sogenannte »Loslassen«. Achten Sie darauf, wie die Spannung immer weiter nachlässt. Bei der Methode »Anspannen – Entspannen – Erweitern« müssen Sie den Muskel zuerst anspannen, bevor Sie ihn entspannen. Nach dem Verlassen der Dehnposition nehmen Sie bewusst wahr, wie sich ein angenehmes Gefühl in der gedehnten Muskulatur ausbreitet.
- **Beidseitig und alle wichtige Muskelgruppen dehnen:** Um sich auf eine Sportart vorzubereiten, sollten Sie alle Muskelgruppen lockern beziehungsweise andehnen, die in dieser intensiv belastet werden. Ist es jedoch Ihr Ziel, eine isolierte Verspannung zu vermindern, z.B. während der Arbeit am Schreibtisch, genügt es, dass Sie die entsprechende Muskelgruppe dehnen. Die Übungen sind für beide Körperseiten auszuführen. Wenn eine Körperseite weniger beweglich ist als die andere, dann dehnen Sie die »schlechtere« Seite zuerst. Auch können Sie einen zusätzlichen Durchgang für die schlechter bewegliche Muskulatur machen.
- **Abwechselnd Muskel und Gegenmuskel dehnen:** Es empfiehlt sich, nach der Dehnung eines Muskels eine Übung für dessen Gegenspieler auszuführen. Dehnen Sie beispielsweise zuerst den vorderen und dann den hinteren Oberschenkelmuskel. Verfahren Sie so für alle Muskelgruppen. Wenn es keinen direkten Antagonisten gibt, orientieren Sie sich an der Reihenfolge der Muskelgruppen in diesem Buch.
- **Regelmäßig dehnen:** Führen Sie regelmäßig Dehnübungen aus, um Ihre Beweglichkeit langfristig zu erhalten beziehungsweise zu verbessern. Fitnesssportler sollten

mindestens zweimal wöchentlich ihre Muskulatur dehnen, Leistungssportler sogar täglich. Durch regelmäßiges Dehnen verbessert sich die Beweglichkeit des Körpers kontinuierlich. Wird hingegen eine zu lange Pause zwischen zwei Trainingseinheiten gelassen, nimmt die Beweglichkeit des Körpers wieder ab.

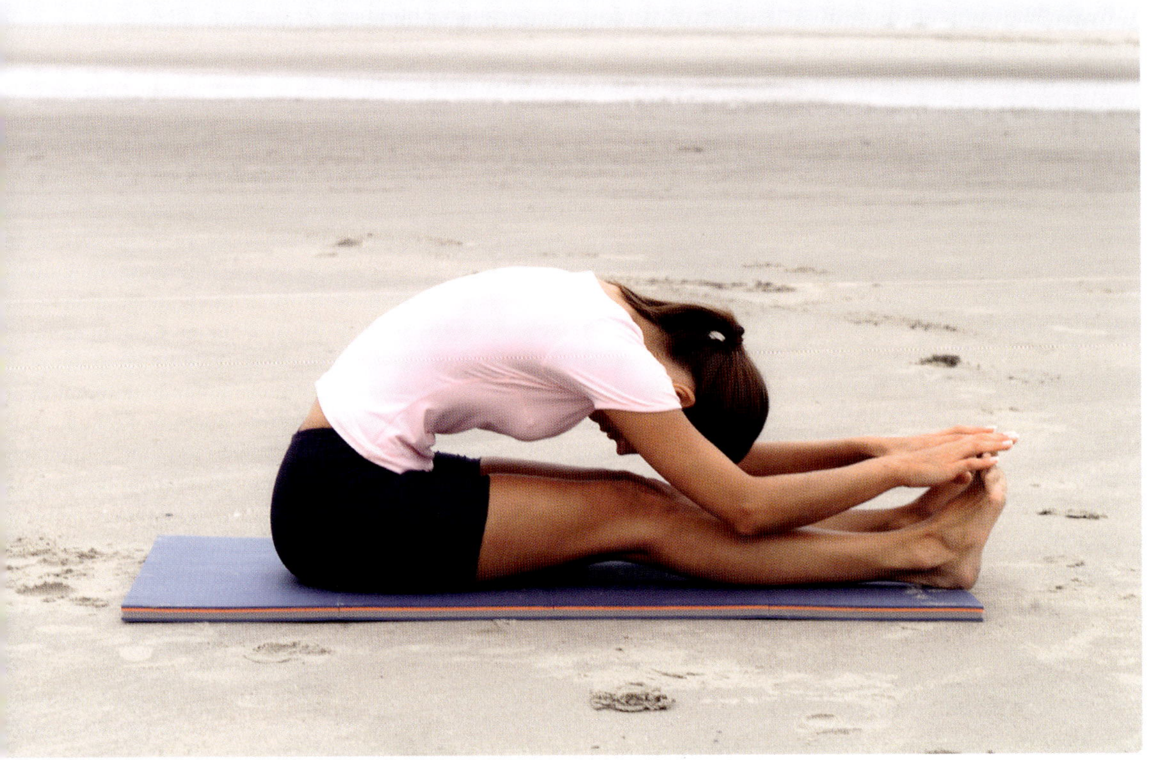

Info: Dehnungsdurchführung

Als Ausgangsposition nehmen Sie eine Position ein, in der Sie einen leichten Dehnreiz spüren. Die Pfeile auf den Übungsbildern zeigen die Bewegungsrichtung. Nun wenden Sie eine der Dehnmethoden »Entspannen – Erweitern«, »Anspannen – Entspannen – Erweitern« oder »Dynamisches Dehnen« an.

Die Anspannung der Muskulatur nach der Methode »Anspannen – Entspannen – Erweitern« wird entgegen der Bewegungsrichtung ausgeführt.

Auch wenn eine Übung nur für eine Körperseite beschrieben ist, müssen Sie immer beide Körperseiten dehnen.

Im Anschluss an die Dehnübungen empfiehlt es sich, Gelenkkreisen in beide Richtungen auszuführen, um den Körper zu lockern.

Massage mit der Hartschaumrolle und -kugel

Mit einer Hartschaumrolle und -kugel können Sie aktiv gegen Verspannungen vorgehen und die Regeneration beschleunigen. Diese Form der Massage ist deshalb eine gute Ergänzung zu den Dehnübungen, die dem Verbessern der Beweglichkeit dienen. Mit der Rolle und der Kugel können Sie Ihren Körper selbstständig und sehr wirkungsvoll massieren. Die tiefe Druckeinwirkung setzt einen Nervenreiz, der den Muskel entspannen lässt. Sie fördern damit intensiv die Durchblutung Ihres Körpers, können Verspannungen lösen und beschleunigen die Regeneration nach einer körperlichen Belastung.

Testen Sie die Massage langsam und vorsichtig. Die Übungen sind einfach zu erlernen, und Sie werden bereits nach wenigen Anwendungen deutliche Verbesserungen spüren. Auch eine starke Verspannung, die sich über eine lange Zeit entwickelt hat, werden Sie mit dieser Massage lösen können. Bei den ersten Anwendungen werden Sie möglicherweise spüren, dass sich eine Körperseite deutlich verspannter als die andere Seite darstellt. Ist beispielsweise die rechte Oberkörperseite sehr verspannt, kann dies zu Stechen im Arm führen und das Auftreten einer Ellbogenentzündung fördern. Machen Sie dort die Massage langsam und vorsichtig und achten Sie auf die Reaktion Ihres Körpers. Nach einigen Tagen können Sie die nächste Massage durchführen und werden schon eine leichte Verbesserung feststellen. Sie können die Massage so oft einsetzen, wie Sie das Bedürfnis dazu haben – gleich ob direkt nach dem Training oder zu einem späteren Zeitpunkt. Wichtig ist, dass Sie nicht mit Gewalt vorgehen, sondern auf die Signale des Körpers achten.

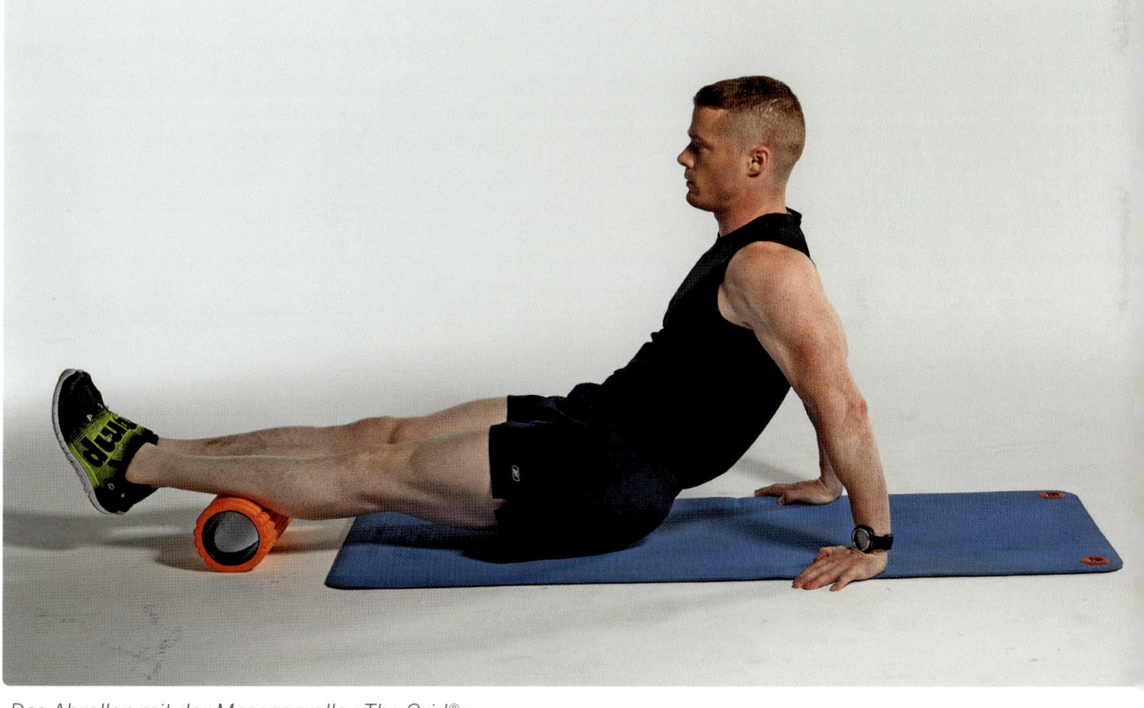

Das Abrollen mit der Massagerolle »The Grid®«.

Bei der Rollmassage ist auf die folgenden Hinweise zu achten, damit die positiven Effekte sichergestellt sind. Hier wird davon ausgegangen, dass Sie das Abrollen einsetzen, um Ihr Wohlbefinden zu verbessern, indem Sie Verspannungen und Verklebungen lösen. Liegt jedoch eine ernsthafte Verletzung vor, dann müssen Sie sich vor dem Abrollen mit einem Orthopäden absprechen.

- Machen Sie die Rollmassage, solange sie Ihnen guttut. Empfehlenswert sind zumindest fünf bis zehn Rollbewegungen pro Körperpartie, etwa für eine Dauer von 30–60 Sekunden. Beginnen Sie an einem Muskelansatz und rollen Sie zum Ende des Muskels. Manche Muskelgruppen wie die Rumpfseite müssen Sie in mehreren Schritten abrollen und dazu die Rolle etwas umlegen.
- Führen Sie langsame Rollbewegungen vor und zurück aus. Wenn Sie eine verspannte Stelle erreichen, verlagern Sie das Gewicht etwas davon weg und rollen hierüber sehr langsam. Danach rollen Sie wieder großflächig über die ganze Region. Vermeiden Sie möglichst, über Knochen und Gelenke zu rollen. Auch wenn eine Massage nur für eine Körperseite beschrieben ist, massieren Sie immer beide Seiten.
- Sie können den Druck der Rolle durch Abstützen mit den Armen oder den Beinen variieren. Es ist wichtig, dass Sie sich langsam an die Härte sowie die Tiefenwirkung der Massage gewöhnen und nicht mit großen Schmerzen und Gewalt üben. Lassen Sie Ihrem Körper genügend Zeit, sich an die Rollmassage zu gewöhnen. Nach einigen Trainingseinheiten werden Sie spüren, wie das Bindegewebe weicher und elastischer wird und somit die Übungen wohltun.
- Wenn Sie die Abrollübungen und die Dehnübungen in einer Trainingsphase ausführen, z.B. in der Aufwärmphase, dann rollen Sie vor dem Dehnen, da das Rollen bewirkt, dass die Muskeln weicher werden und dann besser gedehnt werden können.
- Vor dem Sporttraining ist es das Ziel einer Rollmassage, leichte Verklebungen zu lösen und die Durchblutung der Muskulatur zu steigern. Rollen Sie dazu gleichmäßig und nicht zu druckintensiv. Nach dem Training und in einer eigenständigen Rolleinheit können Sie intensiv und sehr langsam rollen.

Hier wird die Massage derjenigen Körperregionen vorgestellt, die oft deutlich verspannt sind, die Blutzirkulation hemmen und deren Verspannung oftmals zu körperlichen Beschwerden führt. Sie können aber die Massage für alle Körperbereiche einsetzen; das Prinzip des langsamen Rollens ist dasselbe. Je öfter Sie die Massage einsetzen und je besser Sie ein Gefühl für den geeigneten Druck entwickeln, umso mehr werden Sie die wohltuende Wirkung schätzen lernen.

Info: Kauf der Massagerolle und der Massagekugel

Die Massagerollen werden meistens mit einem Durchmesser von etwa 15 cm und einer Länge von etwa 30 cm angeboten, erhältlich ab zirka 30 EUR. Sie können auch eine Trigger Point Massagerolle (The Grid®) nutzen, die im Handel für zirka 40 EUR angeboten wird.

Auch mit Massagekugel oder alternativ mit Lacrosse- und Tennisball können Sie die schmerzenden Körperstellen sowie die Triggerpunkte wirkungsvoll behandeln. Die Massagekugel wird im kleinen Durchmesser von 8 cm ab zirka 10 EUR verkauft, in der größeren Ausführung von 12 cm ab zirka 15 EUR.

2 Hals- und Nackenmuskulatur

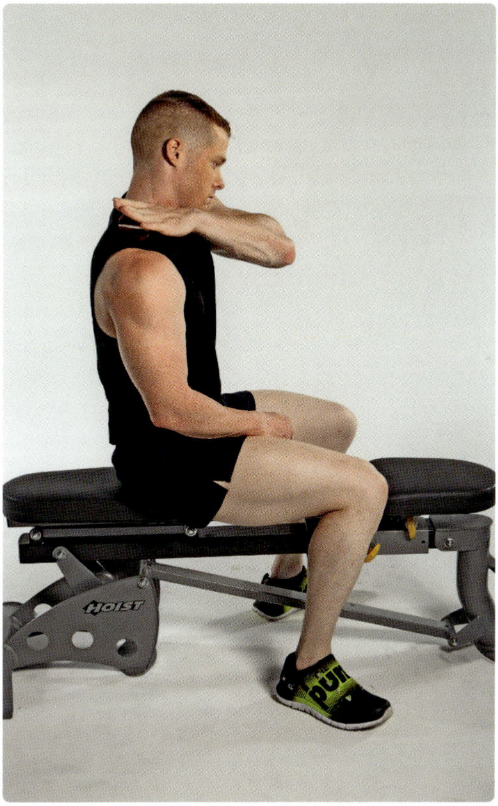

Das Abrollen mit der Massagekugel im Sitz; mit der Kugel lässt sich zielgerichtet arbeiten, und sie ermöglicht, den Trapezius durch Druck von oben abzurollen. Vermeiden Sie es, auf den Halswirbel zu drücken.

Der Kopf muss frei beweglich sein, d. h., die Hals- und die Nackenmuskulatur dürfen weder übermäßig verspannt noch verkürzt sein, denn ansonsten ist unser Sichtfeld eingeschränkt, und die Verletzungsgefahr erhöht sich. Verspannungen und Verkürzungen können entstehen, wenn Sie einseitige Tätigkeiten wie Schreibtischarbeit lange ausführen, ebenso durch intensives Krafttraining.

Sie können die Beweglichkeit Ihrer Hals- und Nackenmuskulatur testen, indem Sie sich aufrecht hinstellen und den gerade gehaltenen Kopf nach links und rechts drehen. Das Kinn sollte fast gerade zur Seite zeigen können und die Bewegung schmerzfrei und gleich weit zu beiden Seiten möglich sein. Gelingt dies nicht, dann führen Sie regelmäßig Dehnübungen aus, bis die Einschränkung der Beweglichkeit beseitigt ist.

Fühlen Sie Nackenverspannungen vor dem Sport, dann lösen Sie diese zuerst durch Andehnen, d.h. ein Halten der Dehnposition für maximal zehn Sekunden, sowie durch Kopfkreisen.

Schmerzende Körperstellen lohnt es auch abzurollen. Vermeiden Sie es, fest aufzudrücken. Außerdem dürfen Sie nicht die Halsaußenseite abrollen, da dies gesundheitsgefährdend ist.

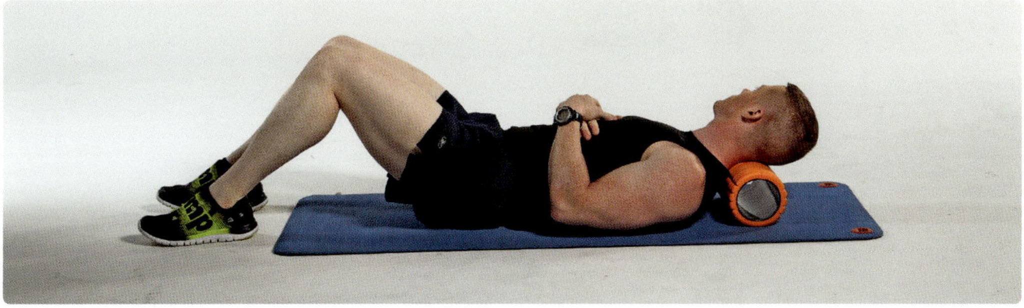

Mit der großen Rolle können Sie die Muskulatur im Liegen bearbeiten. Dazu legen Sie sich mit der verspannten Stelle auf die Rolle und drehen den Kopf langsam von einer zur anderen Seite und zurück.

D1: Kopf zur Seite neigen

Dehnung:

●● Hals- und Nackenmuskulatur

Ausgangsposition:
Sie stehen aufrecht, und der Kopf ist zur rechten Seite abgelegt. Ziehen Sie langsam den linken Arm nach unten, bis Sie einen leichten Dehnreiz in der linken Nackenseite spüren. Vermeiden Sie dabei, die linke Schulter hochzuziehen.

Entspannen – Erweitern:
Halten Sie diese Position und entspannen Sie Ihre Muskulatur. Dabei atmen Sie gleichmäßig weiter. Wenn die Dehnspannung nach einigen Sekunden nachlässt, greifen Sie mit dem rechten Arm über den Kopf und ziehen ihn mit der Handfläche nach unten, bis Sie einen erneuten Reiz spüren.

Anspannen – Entspannen – Erweitern:
Greifen Sie mit der rechten Hand über den Kopf. Spannen Sie die linke Kopfseite gegen die Handfläche, ohne die Kopfstellung zu verändern. Dann entspannen Sie kurz die aktivierte Muskulatur, wobei Sie die Position beibehalten. Schließlich ziehen Sie den Kopf weiter nach unten. Vermeiden Sie es, die linke Schulter hochzuziehen.

Variante:
Sie dehnen unterschiedliche Anteile der Hals- und Nackenmuskulatur, indem Sie den Arm nicht nach unten, sondern gebeugt hinter dem Rücken entlang ziehen. Diese Variante können Sie intensivieren, wenn Sie den Arm am Handgelenk fassen und hinter dem Rücken schräg nach unten ziehen.

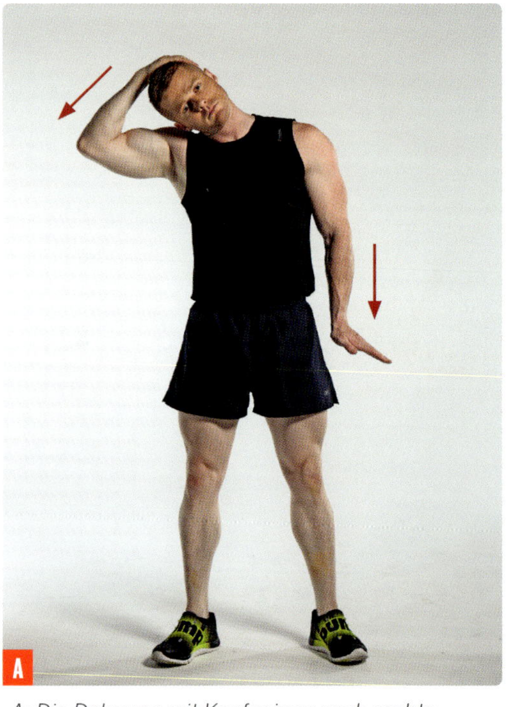

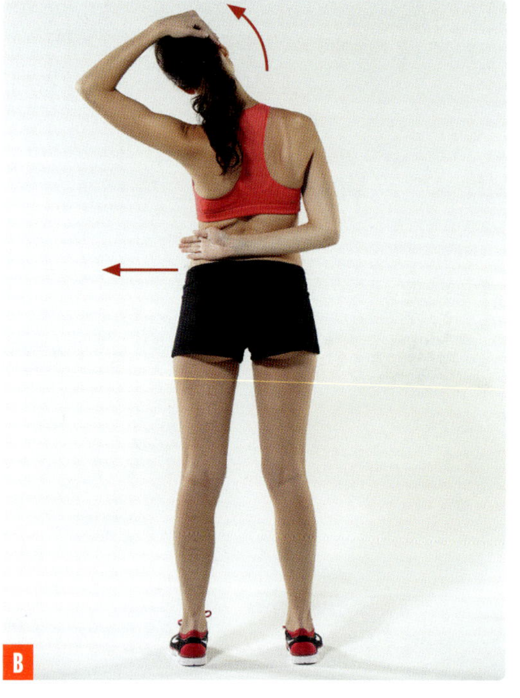

A: Die Dehnung mit Kopfneigen nach rechts.
B: Kopfneigen nach links mit dem Arm hinter dem Rücken.

D 2: Kopf nach vorne unten schieben

Dehnung:

●● Hals- und Nackenmuskulatur

Ausgangsposition:
Stellen Sie sich aufrecht hin und beugen Sie den Kopf langsam nach vorne, bis Sie einen leichten Dehnreiz in der Nackenmuskulatur spüren. Gleichzeitig werden die Schultern leicht nach hinten und unten gezogen.

Entspannen – Erweitern:
Halten Sie diese Position und entspannen Sie Ihre Muskulatur. Dabei atmen Sie gleichmäßig weiter. Wenn die Dehnspannung nach einigen Sekunden nachlässt, drücken Sie mit den Händen den Hinterkopf vorsichtig nach vorne unten, bis Sie einen erneuten Reiz spüren.

Anspannen – Entspannen – Erweitern:
Spannen Sie Ihren Hinterkopf gegen Ihre Handflächen, ohne die Kopfposition zu verändern. Dann entspannen Sie kurz die aktivierte Muskulatur, wobei Sie die Position beibehalten. Schließlich drücken Sie den Kopf weiter nach unten.

Variante:
Sie können die Übung variieren, indem Sie den Kopf, statt ihn nach unten zu drücken, schräg nach oben ziehen und so den Nacken lang machen. Manchen Trainierenden ist der Zug nach unten unangenehm, so dass sie diese Variante bevorzugen. Es ist jedoch nicht einfach, bei dieser Ausführung die optimale Dehnposition zu finden.

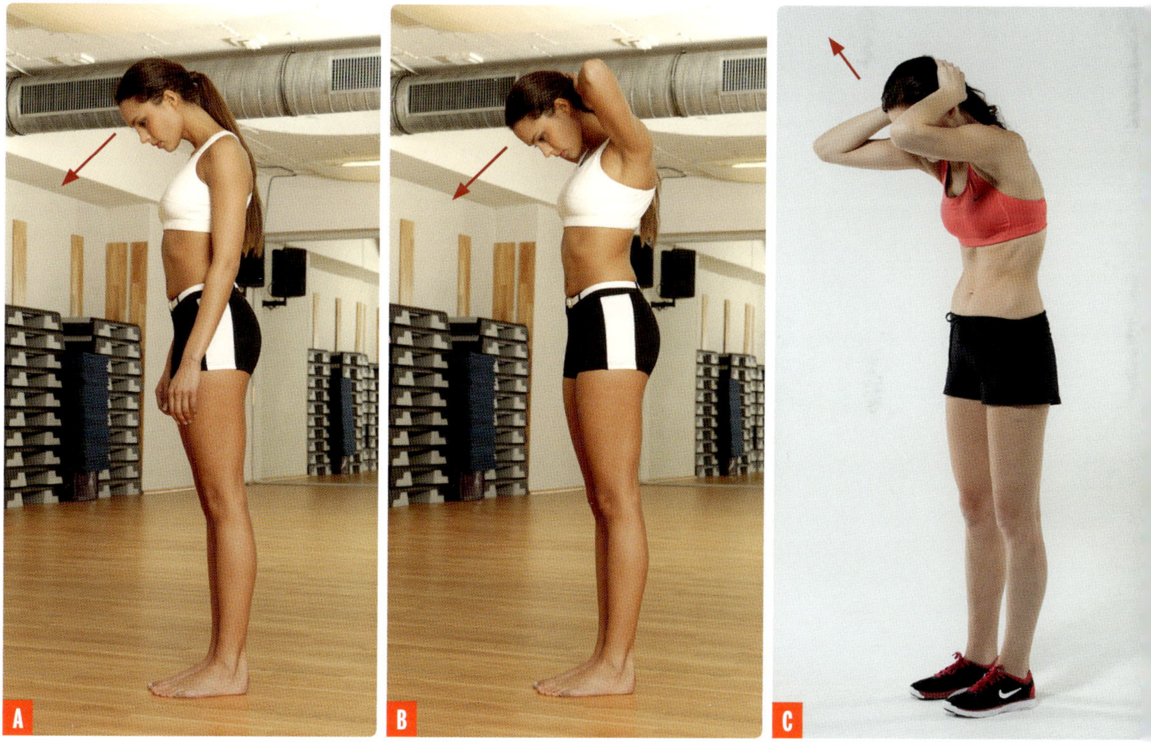

A–B: Der Bewegungsablauf.
C: Das Schieben nach vorne oben.

3 Unterarmmuskulatur

Das eigenständige Dehnen der Unterarmmuskulatur wird bei Beweglichkeitseinschränkungen notwendig. Wenn Sie häufig die Maus am Computer nutzen, dann kann sich die obere Unterarmmuskulatur verspannen und zusammenziehen. Gegen eine solche Problematik hilft die Übung »D5: Handanziehen mit rückzeigender Handfläche«. Die Übung »D3: Handanziehen mit vorzeigender Handfläche« dehnt Muskeln und Bänder der Arminnenseite und hilft bei einer Verkürzung beziehungsweise einer Verspannung am Bizepsansatz.

Dehnübungen für die Unterarmmuskulatur können Sie immer wieder zwischendurch ausführen, bis Sie die Beweglichkeitsdefizite beseitigt haben. Auch ein Abrollen der Unterarme mit einer Massagekugel oder einer kleinen Hartschaumrolle lindert die Verspannungen.

Die Unterarmmuskulatur wird bei einigen Übungen mitgedehnt, so dass sie nicht unbedingt vor dem Sport gedehnt werden muss. Fühlen sich die Muskeln vor dem Training jedoch deutlich verspannt an, dann führen Sie ein Andehnen der verspannten Muskeln aus, d.h. ein Halten der Dehnposition bis maximal zehn Sekunden.

Wenn Ihre Unterarme stark verspannt bzw. Faszien verklebt sind und Bereiche der Unterarme schmerzen, dann lohnt es, die Muskulatur abzurollen. Sie können die Muskulatur von oben und unten abrollen, was am besten mit der Massagekugel oder einer kleinen Rolle gelingt.

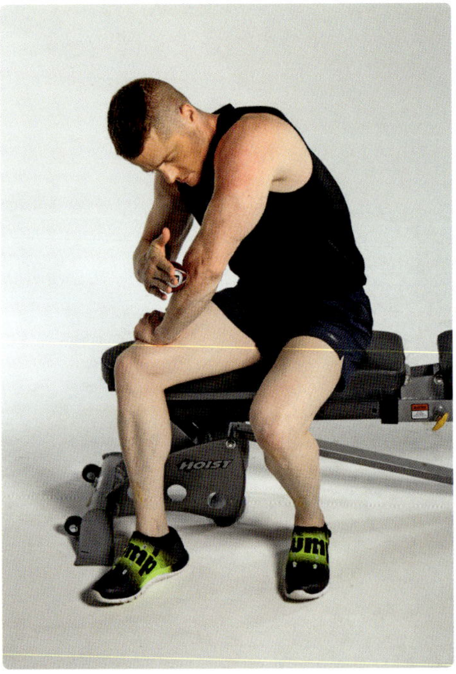

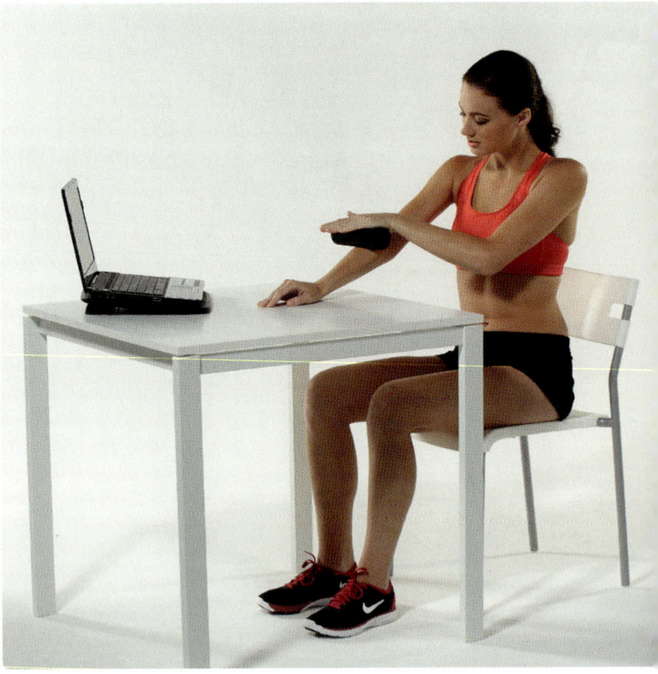

Das Abrollen mit der Massagekugel sowie mit der kleinen Hartschaumrolle. Das Abrollen eignet sich auch gut, um die verspannte Muskulatur zwischen der Arbeit am Computer zu lockern.

D3: Handanziehen mit vorzeigender Handfläche

Dehnung:

●● Handgelenk- und Fingerbeugemuskulatur

Ausgangsposition:

Sie stehen aufrecht und halten einen Arm gebeugt vor dem Oberkörper. Die Handfläche einer Hand ist nach vorne und die Finger sind nach unten gerichtet. Die andere Hand legen Sie auf die Fingerspitzen. Nun drücken Sie den Arm nach vorne durch und ziehen dabei die gestreckten Finger nach hinten, bis Sie einen leichten Dehnreiz spüren. Achten Sie darauf, dass die Finger nicht überstreckt werden.

Entspannen – Erweitern:

Halten Sie diese Position und entspannen Sie Ihre Muskulatur. Dabei atmen Sie gleichmäßig weiter. Wenn die Dehnspannung nach einigen Sekunden nachlässt, ziehen Sie die Finger weiter an, bis Sie einen erneuten Reiz spüren.

Anspannen – Entspannen – Erweitern:

Spannen Sie mit den Fingerspitzen gegen die Handfläche der anderen Hand, ohne dass es zu einer erkennbaren Bewegung kommt. Dann entspannen Sie kurz die aktivierte Muskulatur, wobei Sie die Position beibehalten. Schließlich ziehen Sie die Finger weiter an.

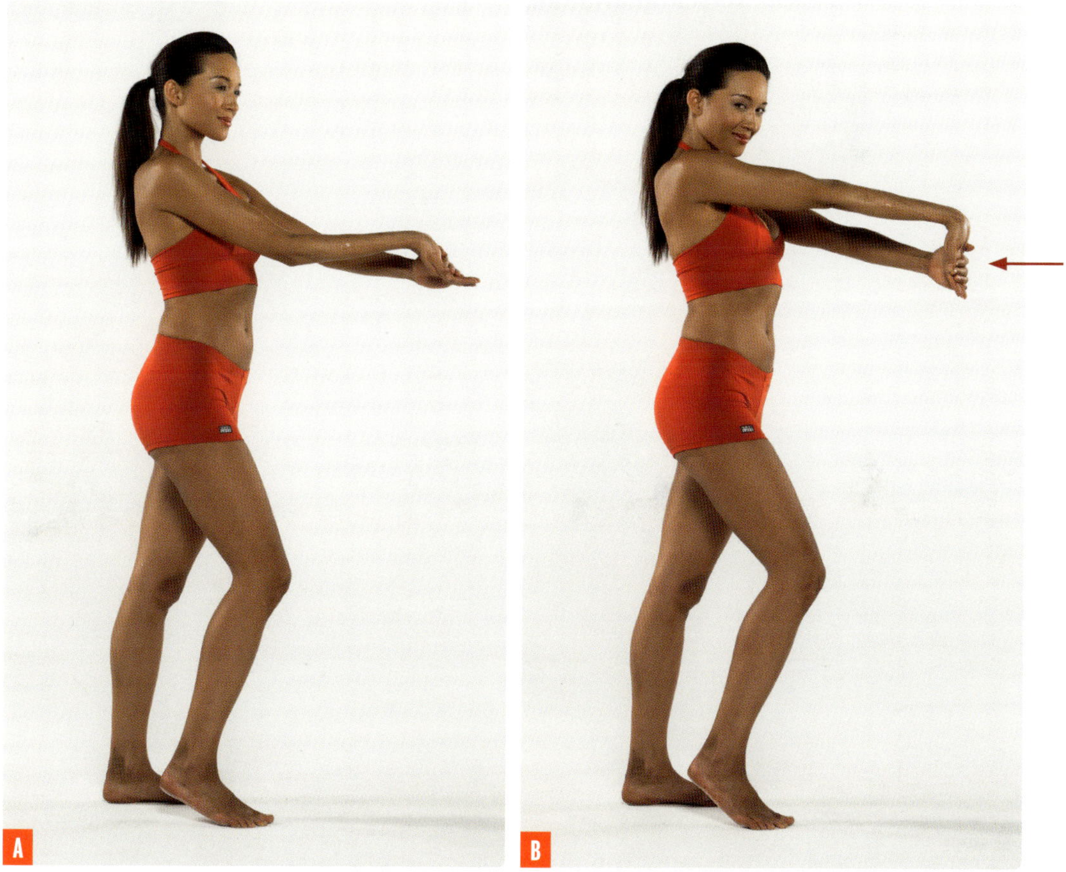

A–B: Der Bewegungsablauf.

D 4: Tiefführen der aneinandergelegten Handflächen

Dehnung:

●● Handgelenk- und Fingerbeugemuskulatur

Ausgangsposition

Sie stehen aufrecht und halten die Hände in Brusthöhe. Die Handflächen liegen aneinander, und die Finger sind nach oben gerichtet. Führen Sie langsam die Hände nach unten, bis Sie einen leichten Dehnreiz in den Handgelenken und Fingern spüren.

Entspannen – Erweitern:

Halten Sie diese Position und entspannen Sie Ihre Muskulatur. Dabei atmen Sie gleichmäßig weiter. Wenn die Dehnspannung nach einigen Sekunden nachlässt, bewegen Sie die Hände weiter nach unten, bis Sie einen erneuten Reiz spüren.

Anspannen – Entspannen – Erweitern:

Spannen Sie die Handflächen gegeneinander, ohne die Ausgangsstellung zu verändern. Dann entspannen Sie kurz die aktivierte Muskulatur, wobei Sie die Position beibehalten. Schließlich bewegen Sie die aneinandergelegten Finger weiter nach unten.

Variante:

Fortgeschrittene können die Übung intensivieren, indem Sie die aneinandergelegten Hände hinter dem Körper nach unten führen.

Sie dehnen auch die Fingerstreckmuskulatur, wenn Sie die Finger etwas zur Seite bewegen.

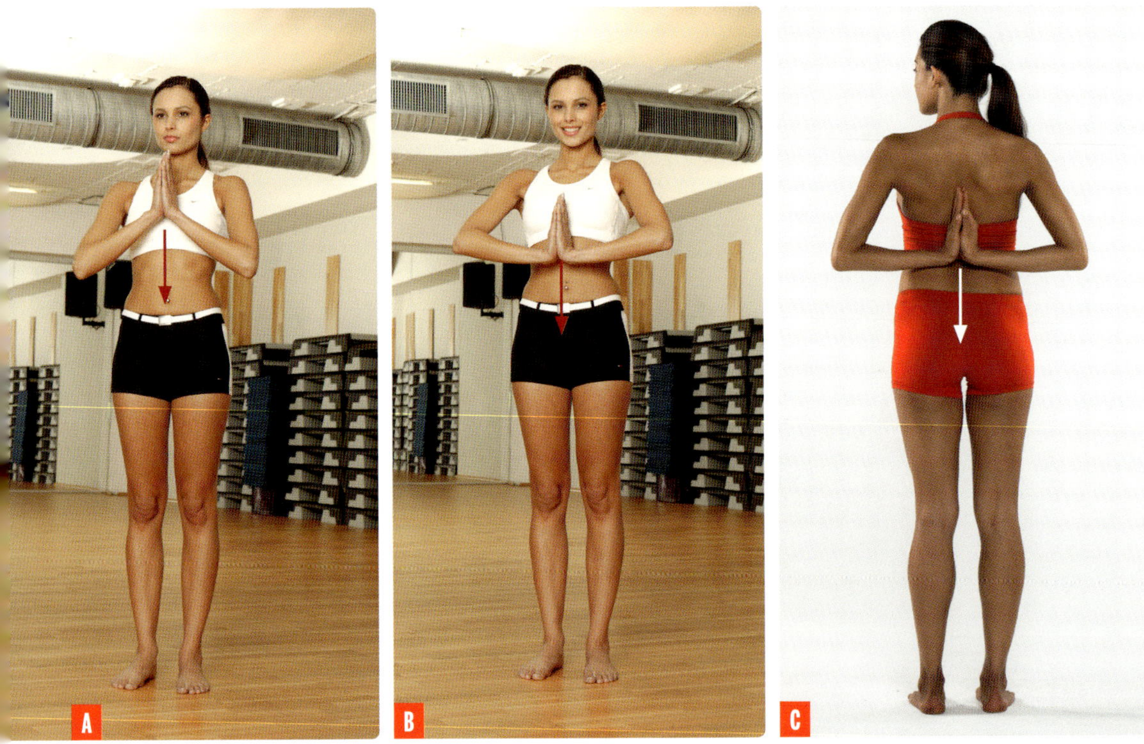

A–B: Der Bewegungsablauf.
C: Die Variante hinter dem Rücken ausgeführt.

D5: Handanziehen mit rückzeigender Handfläche

Dehnung:

●● Handgelenk- und Fingerstreckmuskulatur

Ausgangsposition:

Sie stehen aufrecht und halten den rechten Arm gestreckt vor dem Körper. Umfassen Sie mit der linken Hand die rechten Fingerknöchel. Ziehen Sie nun vorsichtig die zu dehnende Hand an, so dass das Handgelenk abgeknickt wird, bis Sie einen leichten Dehnreiz spüren.

Entspannen – Erweitern:

Halten Sie diese Position und entspannen bewusst die Muskulatur. Dabei atmen Sie gleichmäßig weiter. Wenn die Dehnspannung nach einigen Sekunden nachlässt, ziehen Sie die zu dehnende Hand weiter nach unten, bis Sie einen erneuten Reiz spüren.

Anspannen – Entspannen – Erweitern:

Spannen Sie den Handrücken der abgeknickten Hand gegen die Handfläche der anderen Hand, ohne die Ausgangsstellung zu verändern. Dann entspannen Sie kurz die aktivierte Muskulatur, wobei Sie die Position beibehalten. Schließlich ziehen Sie die zu dehnende Hand weiter nach unten.

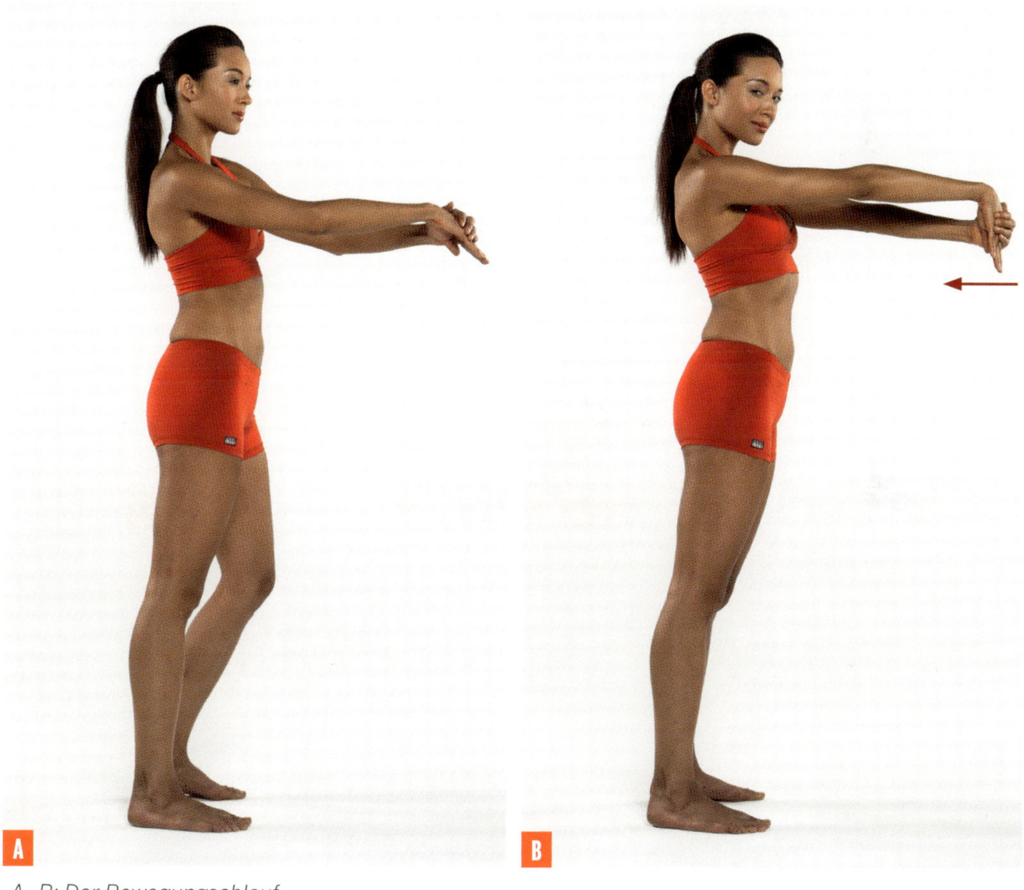

A–B: Der Bewegungsablauf.

D6: Handrücken an Körper drücken

Dehnung:

●● Handgelenk- und Fingerstreckmuskulatur

Ausgangsposition:

Sie stehen aufrecht und halten die Hände in Schulterhöhe vor dem Körper. Die Hände sind gebeugt, so dass die Finger zu Ihnen zeigen. Legen Sie die Handrücken an den Brustkorb und beugen dabei die Hände immer weiter, bis Sie einen leichten Dehnreiz spüren.

Entspannen – Erweitern:

Halten Sie diese Position und entspannen bewusst die Muskulatur. Dabei atmen Sie gleichmäßig weiter. Wenn die Dehnspannung nach einigen Sekunden nachlässt, beugen Sie die Hände etwas weiter ab, bis Sie einen erneuten Reiz spüren.

Anspannen – Entspannen – Erweitern:

Spannen Sie die Handrücken gegen Ihren Brustkorb, ohne die Position der Hände zu verändern. Dann entspannen Sie kurz die aktivierte Muskulatur, wobei Sie die Position beibehalten. Schließlich beugen Sie Ihre Hände weiter.

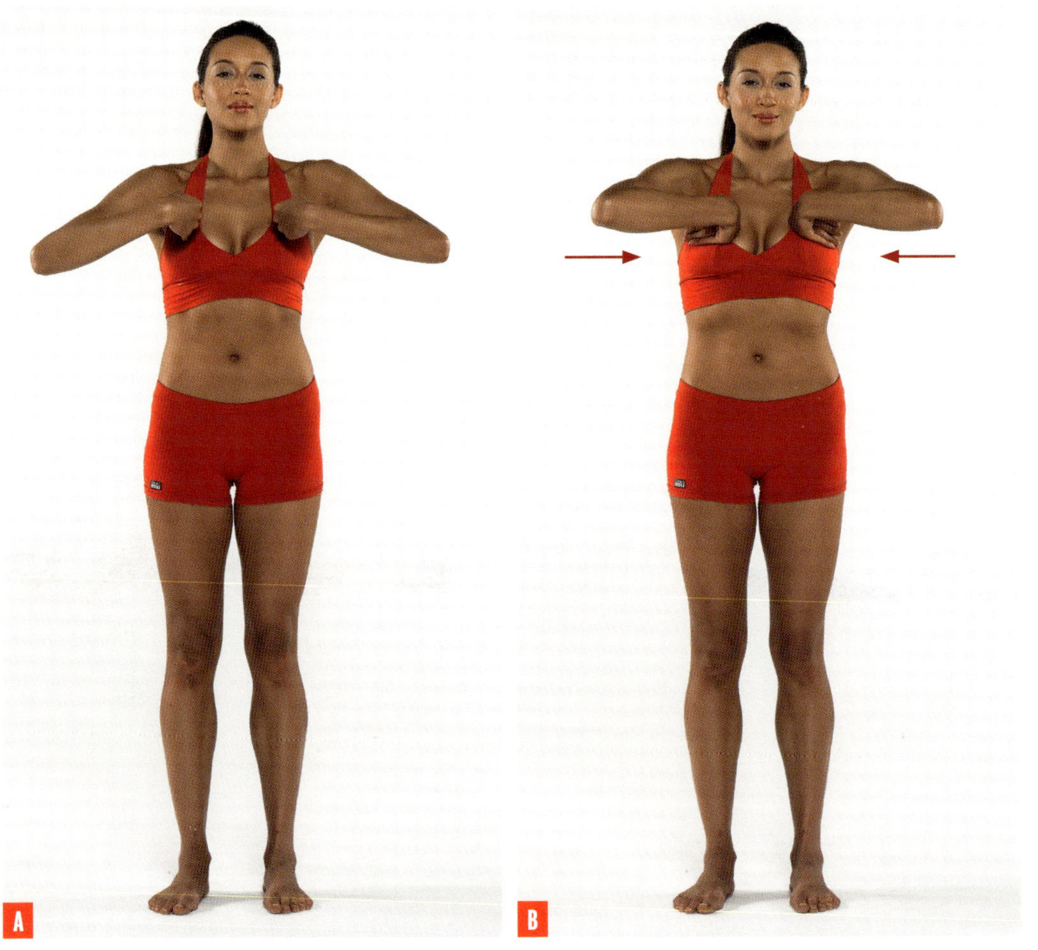

A–B: Der Bewegungsablauf.

4 Brust- und vordere Oberarmmuskulatur

Der Brustmuskel ist bei vielen Sportlern verspannt und verkürzt, was beispielsweise aus einseitigem Krafttraining resultieren kann. Auch kann langes Arbeiten am Schreibtisch in schlechter Körperhaltung mit angehobenen und vorgezogenen Schultern dazu führen, dass sich die Muskulatur verspannt und langfristig verkürzt. Gegen solche Problematiken helfen regelmäßige Dehnübungen, bei denen die Brust vorgeschoben oder einseitig der Körper weggedreht wird. Wenn Sie die Übungen mit gestrecktem Arm ausführen, dann erreichen Sie auch eine Bizepsdehnung.

Vor dem Fitnesstraining ebenso wie vor dem Ausüben einer anderen Sportart hilft ein Andehnen der Muskulatur, d.h. ein Halten der Dehnposition bis maximal zehn Sekunden. Auch kann ein Abrollen mit der Hartschaumkugel oder -rolle die Muskulatur und die Faszien in bessere Leistungsbereitschaft bringen und die Verletzungsgefahr verringern. Nach der Sporteinheit hingegen hilft das Dehnen dabei, dass die Brustmuskulatur beweglich bleibt.

Wird die Brustmuskulatur sehr intensiv belastet, wie bei Krafttraining mit hohen Gewichten, dann kann sich diese deutlich verspannen – oftmals am Übergang zur Schulter. Auch hier helfen Dehnübungen; ebenso ist ein intensives Abrollen mit einer Hartschaumkugel wirkungsvoll.

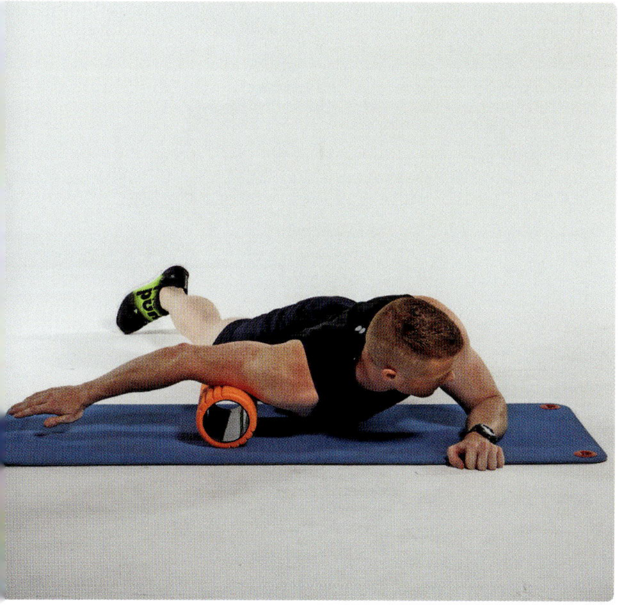

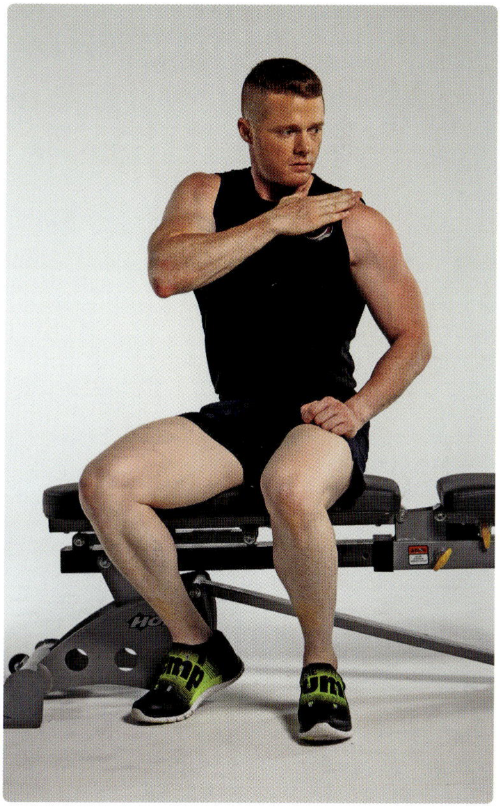

Sie können in Bauchlage mit der großen Rolle die Brust- und vordere Oberarmmuskulatur abrollen; dazu muss die Rolle mehrfach umgelegt werden, und es ist recht druckintensiv. Einfacher und kontrollierter lässt sich diese Muskulatur im Sitz mit der kleinen Kugel behandeln.

D7: Oberkörper drehen mit seitlich abgespreiztem Arm

Dehnung:
●● Brust-, vordere Oberarm- und vordere Schultermuskulatur

Ausgangsposition:
Sie stehen gerade und haben einen Arm seitlich weggestreckt. Sie können den Arm in der Luft halten oder mit der Handfläche gegen einen hohen Gegenstand drücken, z. B. eine Wand oder einen Partner. Bewegen Sie das innere Bein etwas nach vorne und drehen Sie den Oberkörper vor, bis Sie einen leichten Dehnreiz in der Brustmuskulatur spüren.

Entspannen – Erweitern:
Halten Sie diese Position und entspannen Sie bewusst die Muskulatur. Dabei atmen Sie gleichmäßig weiter. Wenn die Dehnspannung nach einigen Sekunden nachlässt, drehen Sie den Oberkörper etwas weiter vor, bis Sie einen erneuten Reiz spüren.

Anspannen – Entspannen – Erweitern:
Spannen Sie den Arm gegen den Widerstand, ohne die Armposition zu verändern. Dann entspannen Sie kurz die aktivierte Muskulatur, wobei Sie in der Position bleiben. Schließlich drehen Sie den Oberkörper weiter vor.

Führen Sie anschließend einen Durchgang mit hoher und einen mit tiefer Armposition aus. So dehnen Sie unterschiedliche Anteile der Brustmuskulatur.

Variante:
Wenn Sie die Hand mit der Handinnenseite statt mit der Handfläche anlegen, wird die vordere Oberarmmuskulatur etwas stärker gedehnt. Üben Sie hingegen mit gebeugtem Arm, dann wird diese Muskulatur nicht gedehnt.

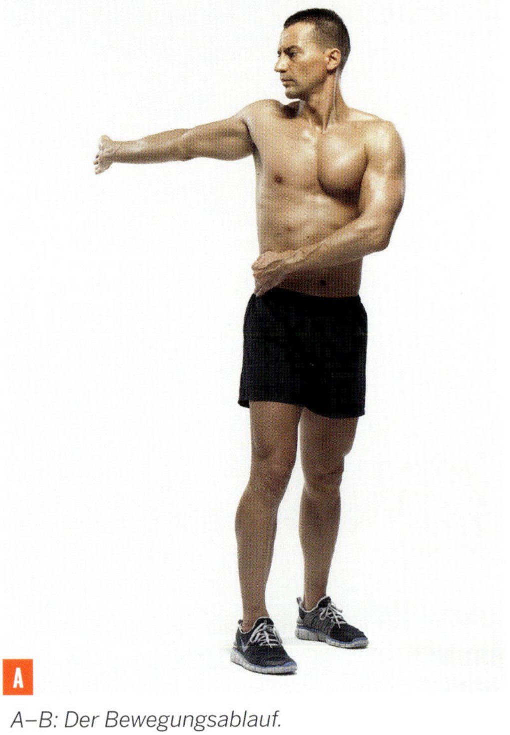
A

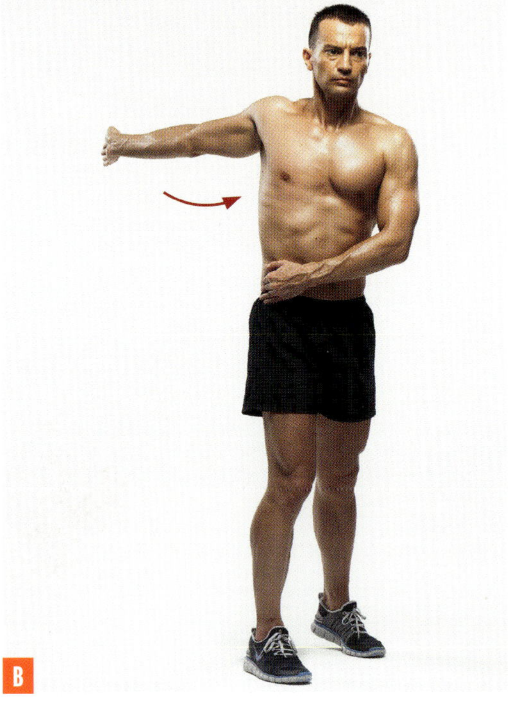
B

A–B: Der Bewegungsablauf.

D 8: Brust vorschieben

Dehnung:

●● Brustmuskulatur

● vordere Oberarm- und vordere Schultermuskulatur

Ausgangsposition:
Sie stehen im beginnenden Ausfallschritt oder Parallelstand. Die Arme sind u-förmig angehoben. Schieben Sie den Brustkorb vor und bewegen Sie gleichzeitig die Arme nach hinten, bis Sie einen leichten Dehnreiz spüren.

Entspannen – Erweitern:
Halten Sie diese Position und entspannen Sie bewusst die Muskulatur. Dabei atmen Sie gleichmäßig weiter. Wenn die Dehnspannung nach einigen Sekunden nachlässt, schieben Sie den Brustkorb etwas weiter vor, bis Sie einen erneuten Reiz spüren.

Anspannen – Entspannen – Erweitern:
Spannen Sie die Arme gegen einen imaginären Widerstand nach vorne, ohne die Arme vorzubewegen. Dann entspannen Sie kurz die aktivierte Muskulatur, wobei Sie in der Position bleiben. Schließlich schieben Sie den Brustkorb etwas weiter vor.

Variante:
Sie können mit gestreckten Armen üben, um die vordere Oberarmmuskulatur intensiv mitzudehnen.

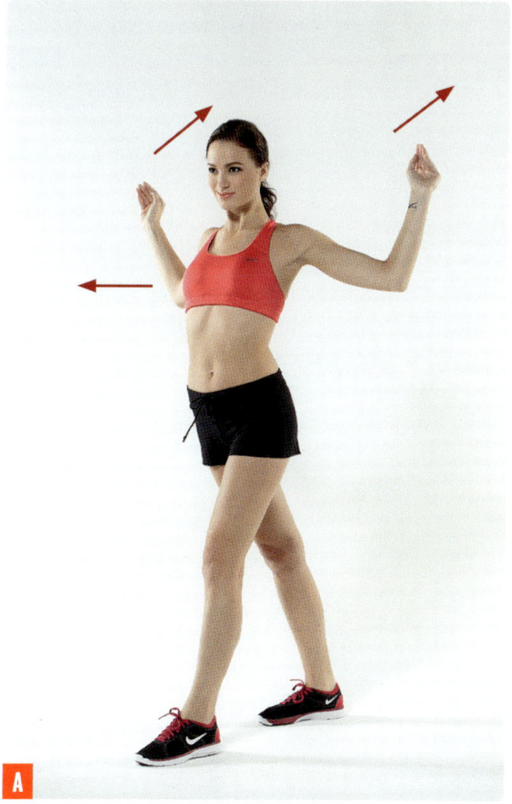

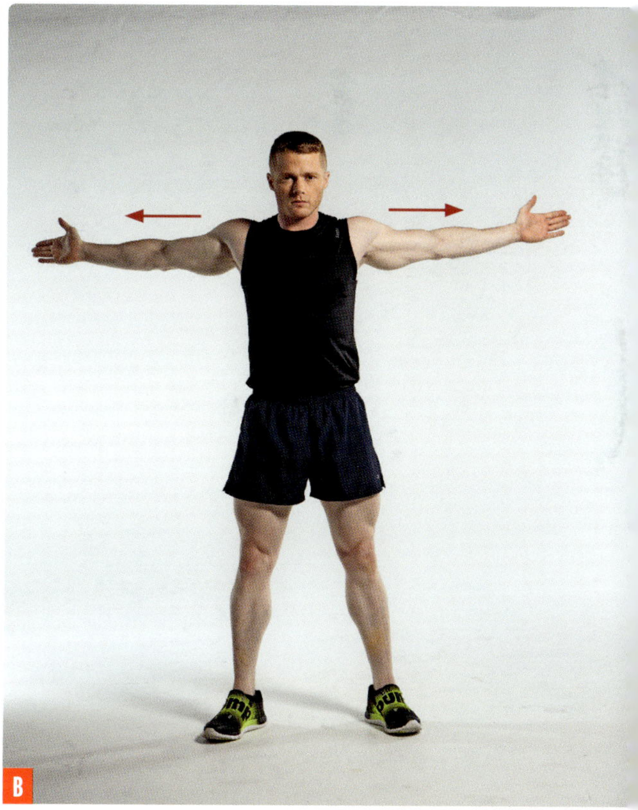

A: Die Brustdehnung.
B: Die Variante mit gestreckten Armen, um den Bizeps mitzudehnen.

D9: Gestreckten Arm seitlich ablegen

Dehnung:

●● Brustmuskulatur, vordere Oberarm- und vordere Schultermuskulatur

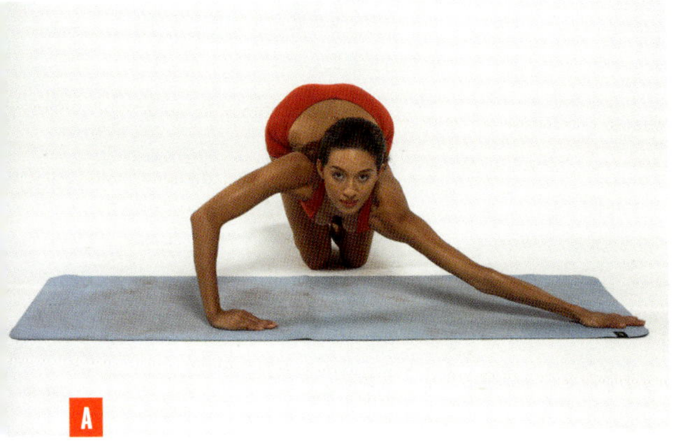

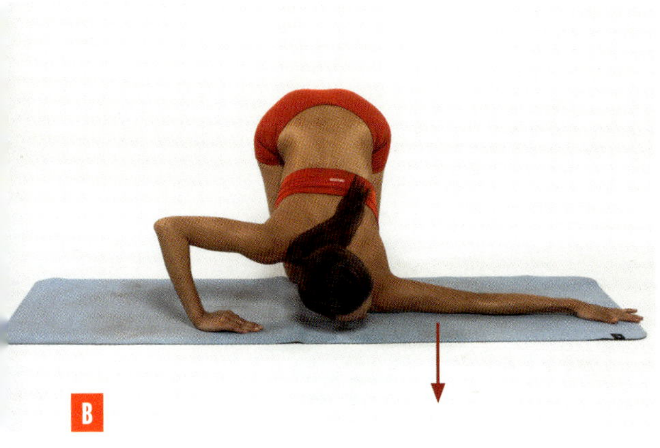

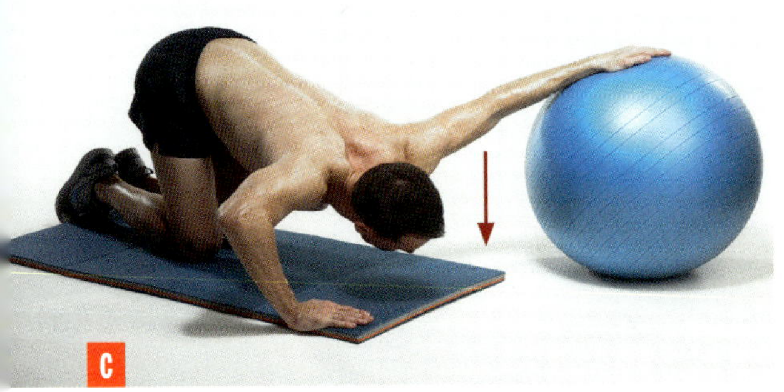

Ausgangsposition:

Sie knien sich auf den Boden und legen einen Arm möglichst weit seitlich ab. Mit dem anderen (gebeugten) Arm stützen Sie den Oberkörper. Die Oberschenkel sind etwa in senkrechter Position. Senken Sie die Schulter, bis Sie einen leichten Dehnreiz spüren. Die Position der Oberschenkel wird währenddessen nicht verändert.

Entspannen – Erweitern:

Halten Sie diese Position und entspannen Sie bewusst die Muskulatur. Dabei atmen Sie gleichmäßig weiter. Wenn die Dehnspannung nach einigen Sekunden nachlässt, senken Sie die Schulter etwas tiefer, bis Sie einen erneuten Reiz spüren.

Anspannen – Entspannen – Erweitern:

Spannen Sie den Arm gegen den Boden, ohne die Armposition zu verändern. Dann entspannen Sie kurz die aktivierte Muskulatur, wobei Sie in der Position bleiben. Schließlich senken Sie die Schulter etwas tiefer.

Variante:

Sie dehnen unterschiedliche Bereiche der Brustmuskulatur, indem Sie den Arm etwas tiefer oder höher ablegen. Bei hoher Armposition wird verstärkt der untere Anteil der Brustmuskulatur gedehnt. Bei tieferer Armposition der obere Anteil. Auch können Sie den Arm auf einen Gegenstand auflegen.

A–B: Der Bewegungsablauf mit dem linken Arm.
C: Wenn Sie den Arm seitlich auf einen Gegenstand auflegen, können Sie noch etwas tiefer in die Dehnung hinein.

D10: Gestreckte Arme nach vorne ablegen

Dehnung:

●● Brustmuskulatur, vordere und hintere Oberarm-, Schulter- und Rückenmuskulatur

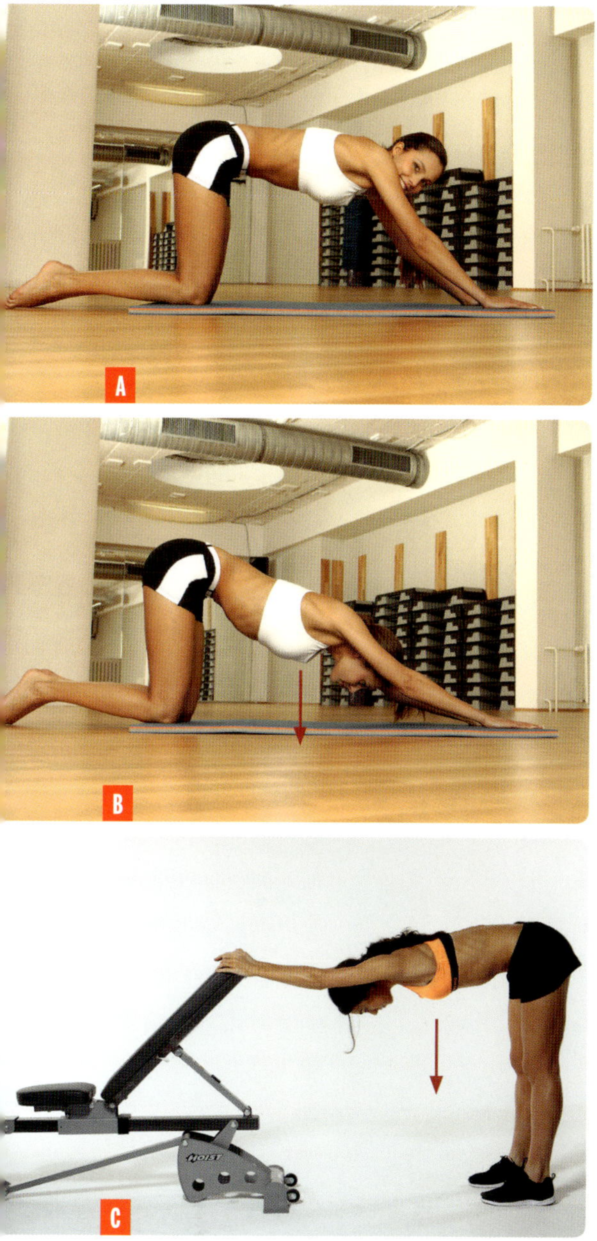

Ausgangsposition:

Sie knien sich auf den Boden, strecken die Arme weit nach vorne und legen die Handflächen auf dem Boden ab. Konzentrieren Sie sich auf die Entspannung der Brustmuskulatur und senken Sie dabei den Oberkörper nach unten, bis Sie einen leichten Dehnreiz spüren.

Entspannen – Erweitern:

Halten Sie diese Position und entspannen Sie bewusst die Muskulatur. Dabei atmen Sie gleichmäßig weiter. Wenn die Dehnspannung nach einigen Sekunden nachlässt, senken Sie den Oberkörper etwas tiefer, bis Sie einen erneuten Reiz spüren.

Anspannen – Entspannen – Erweitern:

Spannen Sie die Arme gegen den Boden, ohne die Armposition zu verändern. Dann entspannen Sie kurz die aktivierte Muskulatur, wobei Sie die Position beibehalten. Schließlich senken Sie den Oberkörper etwas tiefer.

Variante:

Sie können die Arme auch auf einen Stuhl oder im Stehen auf einen Gegenstand in Hüfthöhe auflegen. Bei der Ausführung im Stand sind die Beine etwa schulterbreit auseinander gestellt und die Kniegelenke leicht gebeugt. Wenn Sie die Beine strecken, wird auch die Muskulatur der Oberschenkelrückseite gedehnt.

A–B: Der Bewegungsablauf am Boden.
C: Die Übung im Stand.

5 Schulter- und hintere Oberarmmuskulatur

Sind die Schulter- und die hintere Oberarmmuskulatur eingeschränkt beweglich, dann schränkt dies bei vielen Sportbewegungen, z. B. bei Ballwürfen, ein. Auch können Verletzungen wie Zerrungen oder Überlastungen an den Sehnen daraus resultieren.

Testen Sie Ihre Beweglichkeit mit der Übung »D 15: Diagonales Händegreifen hinter dem Rücken«. Gelingt es Ihnen, dass die Hände sich hinter dem Rücken zu beiden Seiten greifen können, dann ist Ihre Muskulatur gut beweglich. Zumindest sollten sich Ihre Fingerspitzen berühren können. Falls Einschränkungen bestehen, dann dehnen Sie häufig mit den hier vorgestellten Übungen.

Vor dem Fitnesstraining oder einer anderen Sportart mit intensiver Belastung der Oberkörpermuskulatur empfiehlt es sich, dass Sie zumindest das Händegreifen hinter dem Rücken kurz ausführen. So stellen Sie sicher, dass die Muskulatur gut beweglich und leistungsbereit für die sportliche Anforderung ist.

Bei Verspannungen in den Muskeln und Verklebungen in den Faszien empfiehlt es sich, diese Bereiche mit der Hartschaumrolle und -kugel abzurollen. Dies ist vor und nach dem Training möglich sowie zur gezielten Behandlung mit eigenständigen Abrolleinheiten.

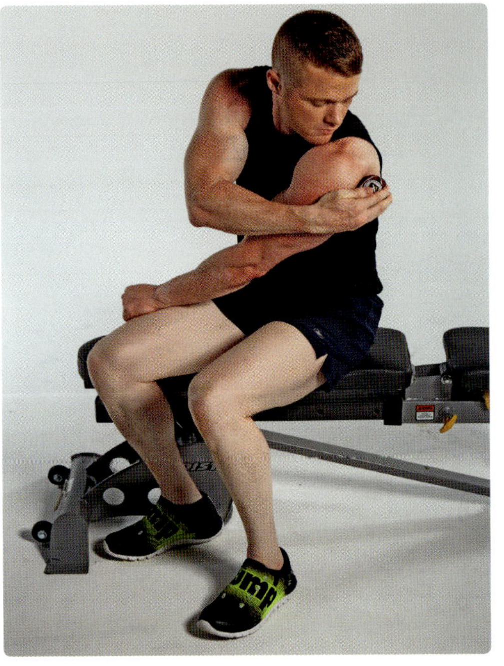

Sie erreichen alle Muskelbereiche gut im Sitzen, wozu Sie am besten die kleine Massagekugel nutzen.

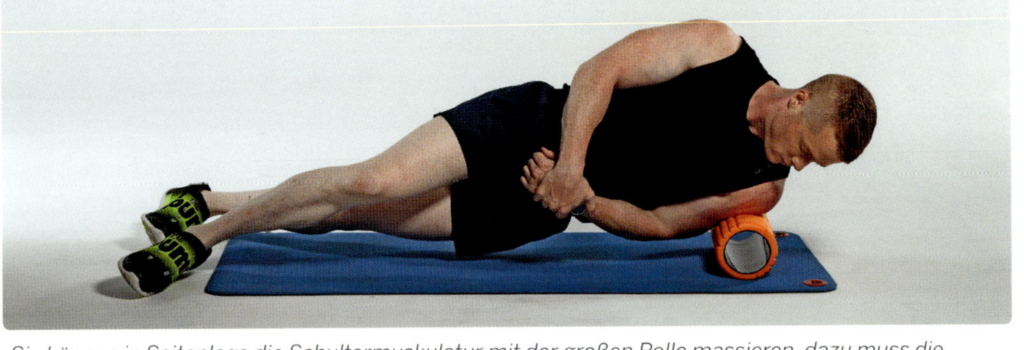

Sie können in Seitenlage die Schultermuskulatur mit der großen Rolle massieren, dazu muss die Armposition mehrfach verändert werden. Mit der Kugel wird die Übung sehr druckintensiv. Die hintere Armmuskulatur erreichen Sie in Rückenlage.

D11: Arm am Kopf vorbei seitlich nach hinten schieben

Dehnung:

●● seitliche und hintere Schultermuskulatur

● hintere Oberarm- und obere Rückenmuskulatur

Ausgangsposition:

Sie stehen aufrecht und halten den linken Arm in Schulterhöhe vor dem Körper. Mit der rechten Hand fassen Sie oberhalb des Ellbogens und drücken so den linken Arm am Kopf vorbei seitlich nach hinten, bis Sie einen leichten Dehnreiz spüren.

Entspannen – Erweitern:

Halten Sie diese Position und entspannen Sie bewusst die Muskulatur. Dabei atmen Sie gleichmäßig weiter. Wenn die Dehnspannung nach einigen Sekunden nachlässt, drücken Sie den Arm etwas weiter, bis Sie einen erneuten Reiz spüren.

Anspannen – Entspannen – Erweitern:

Spannen Sie den linken Ellbogen in die rechte Hand, ohne dabei die Ausgangsposition zu verändern. Dann entspannen Sie kurz die aktivierte Muskulatur, wobei Sie die Position beibehalten. Schließlich bewegen Sie den Arm etwas weiter.

Variante:

Sie können den Arm auch gebeugt zur Seite schieben. Einigen Sportlern fällt es so leichter, die geeignete Dehnspannung zu finden.

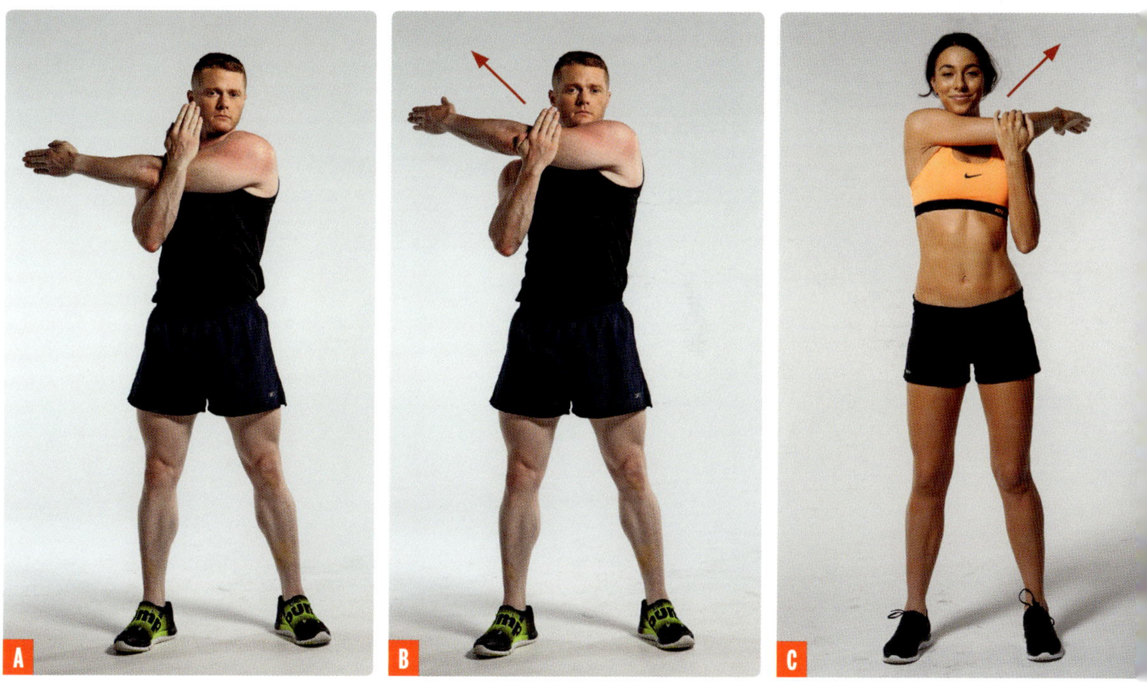

A–B: Der Bewegungsablauf.
C: Die Übung mit gebeugtem Arm.

D12: Arme hinter dem Rücken strecken und vorbeugen

Dehnung:
●● Schulter-, Brust- und Rückenmuskulatur

Ausgangsposition:
Sie stellen sich aufrecht hin und halten die Arme hinter dem Körper, wobei die Finger ineinandergelegt sind. Der Brustkorb wird etwas nach vorne bewegt. Dann strecken Sie die Arme und heben sie hinter dem Rücken an, bis Sie einen leichten Dehnreiz spüren.

Entspannen – Erweitern:
Halten Sie diese Position und entspannen Sie bewusst die Muskulatur. Dabei atmen Sie gleichmäßig weiter. Wenn die Dehnspannung nach einigen Sekunden nachlässt, beugen Sie den Oberkörper nach vorne und bewegen die gestreckten Arme dabei mit, bis Sie einen erneuten Reiz spüren.

Anspannen – Entspannen – Erweitern:
Spannen Sie die Arme auseinander und etwas nach oben, ohne die Armposition zu verändern. Dann entspannen Sie kurz die aktivierte Muskulatur, wobei Sie die Position beibehalten. Schließlich beugen Sie den Oberkörper nach vorne und bewegen die gestreckten Arme mit.

Variante:
Zur Intensivierung können Sie die Handflächen nach hinten drehen, was auch eine intensive Dehnung der Handmuskulatur erzielt.

Alternativ können Sie die Muskulatur dehnen, indem Sie die gestreckten Arme hinter dem Rücken auf einen Gegenstand auflegen.

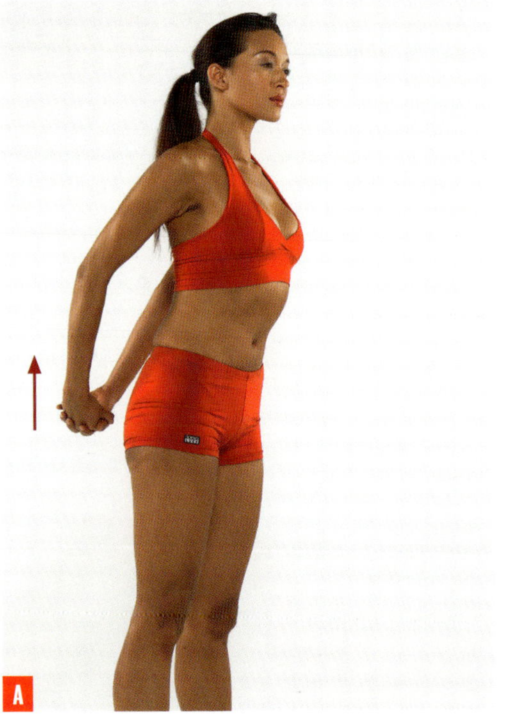

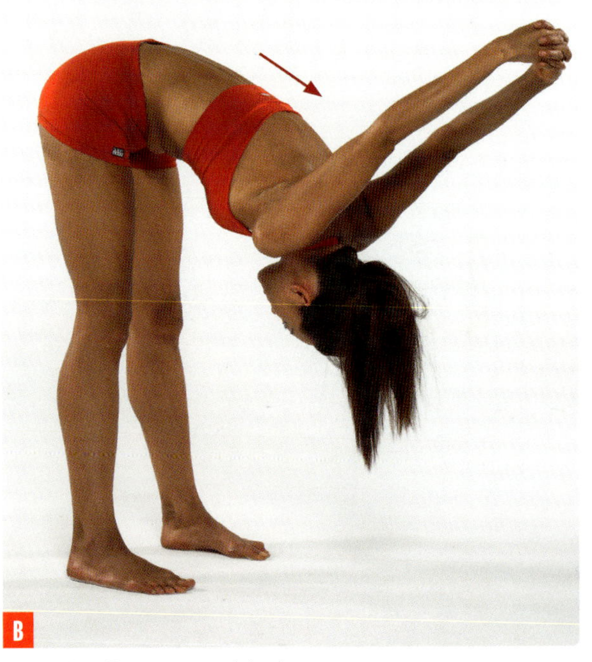

A–B: Der Bewegungsablauf.

D13: Schulterblätter greifen

Dehnung:
●● Schulter- und obere Rückenmuskulatur

Ausgangsposition:
Sie stehen aufrecht und führen die Hände gekreuzt in Richtung der Schulterblätter, bis Sie einen leichten Dehnreiz spüren. Die Oberarme bleiben dabei in waagrechter Position. Fortgeschrittene halten sich an den Schulterblatträndern fest.

Entspannen – Erweitern:
Halten Sie diese Position und entspannen Sie bewusst die Muskulatur. Dabei atmen Sie gleichmäßig weiter. Wenn die Dehnspannung nach einigen Sekunden nachlässt, führen Sie die Hände etwas weiter, bis Sie einen erneuten Reiz spüren. Fortgeschrittene bewegen dann die Hände an den Schulterblatträndern entlang.

Anspannen – Entspannen – Erweitern:
Spannen Sie die Schulterblätter auseinander, ohne die Armposition zu verändern. Dann entspannen Sie kurz die aktivierte Muskulatur, wobei Sie die Position beibehalten. Schließlich bewegen Sie die Hände etwas weiter.

Variante:
Die Übung wird intensiviert, wenn Sie den Schultergürtel etwas nach vorne unten ziehen.

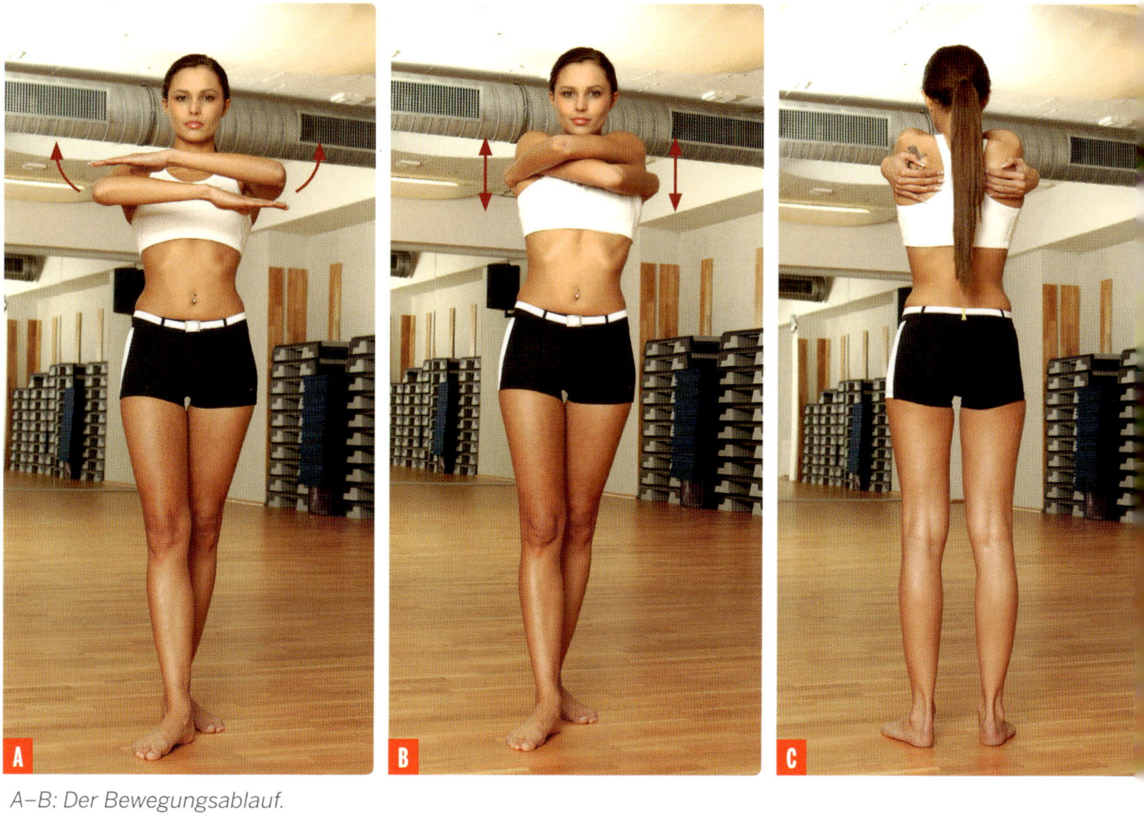

A–B: Der Bewegungsablauf.
C: Die Endposition von hinten.

D14: Angewinkelten Arm hinter dem Kopf nach unten drücken

Dehnung:

●● hintere Oberarm- und Schultermuskulatur
● obere Rückenmuskulatur

Ausgangsposition:

Sie stehen aufrecht, der rechte Unterarm hängt hinter dem Kopf nach unten, wobei sich der Oberarm etwa in waagrechter Position befindet. Legen Sie die linke Hand auf den rechten Ellbogen und ziehen Sie so den Arm gerade nach unten, bis Sie einen leichten Dehnreiz spüren.

Entspannen – Erweitern:

Halten Sie diese Position und entspannen bewusst die Muskulatur. Dabei atmen Sie gleichmäßig weiter. Wenn die Dehnspannung nach einigen Sekunden nachlässt, ziehen Sie den Ellbogen weiter nach unten, bis Sie einen erneuten Reiz spüren.

Anspannen – Entspannen – Erweitern:

Spannen Sie den rechten Ellbogen in die linke Handfläche, ohne dabei die Armposition zu verändern. Dann entspannen Sie kurz die aktivierte Muskulatur, wozu Sie die Position beibehalten. Schließlich ziehen Sie den Ellbogen weiter nach unten.

Variante:

Wenn Sie den Arm nicht gerade nach unten, sondern diagonal zur linken Seite bewegen und gleichzeitig den Oberkörper in dieselbe Richtung mitbewegen, intensivieren Sie die Dehnung der oberen Rückenmuskulatur.

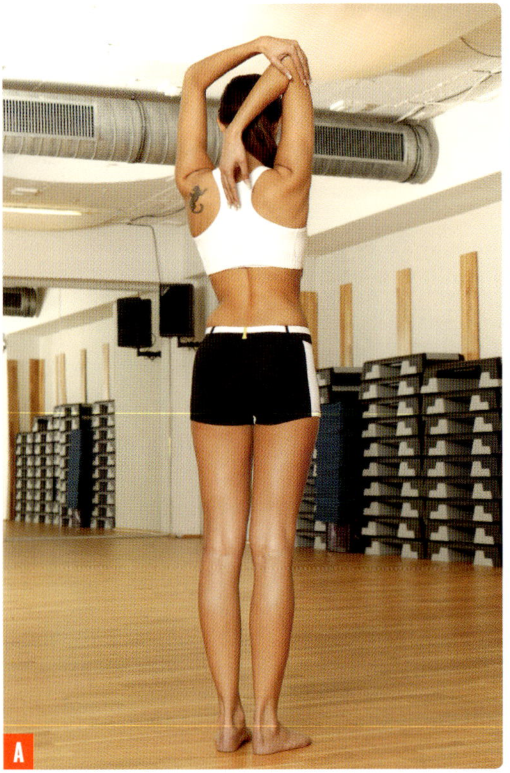

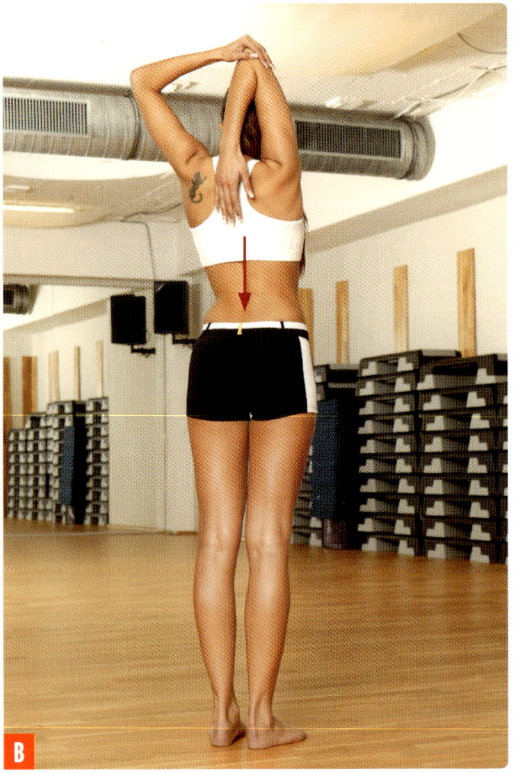

A–B: Der Bewegungsablauf.

D15: Diagonales Händegreifen hinter dem Kopf

Dehnung:

●● Schulter-, Brust- und Armmuskulatur
● obere Rückenmuskulatur

Ausgangsposition:

Sie stehen aufrecht, der rechte Unterarm hängt hinter dem Kopf nach unten, wobei der Oberarm etwa in waagrechter Position ist. Führen Sie langsam den linken Unterarm hinter dem Rücken von unten nach oben, bis sich beide Hände greifen können.

Fühlen Sie bereits vorher einen Dehnreiz, vereinfachen Sie die Übung mit einem Handtuch, indem Sie dieses gespannt hinter dem Rücken in den Händen halten. Bewegen Sie nun die Hände am Handtuch entlang aufeinander zu, so dass sich der Abstand immer weiter verkürzt, bis Sie die gewünschte Dehnposition erreicht haben.

Entspannen – Erweitern:

Halten Sie diese Position und entspannen Sie bewusst die Muskulatur. Dabei atmen Sie gleichmäßig weiter. Wenn die Dehnspannung nach einigen Sekunden nachlässt, bewegen Sie die Hände weiter aufeinander zu, bis Sie einen erneuten Reiz spüren.

Anspannen – Entspannen – Erweitern:

Spannen Sie die Arme auseinander, ohne die Armposition zu verändern. Dann entspannen Sie kurz die aktivierte Muskulatur, wobei Sie die Position beibehalten. Schließlich bewegen Sie die Hände weiter aufeinander zu.

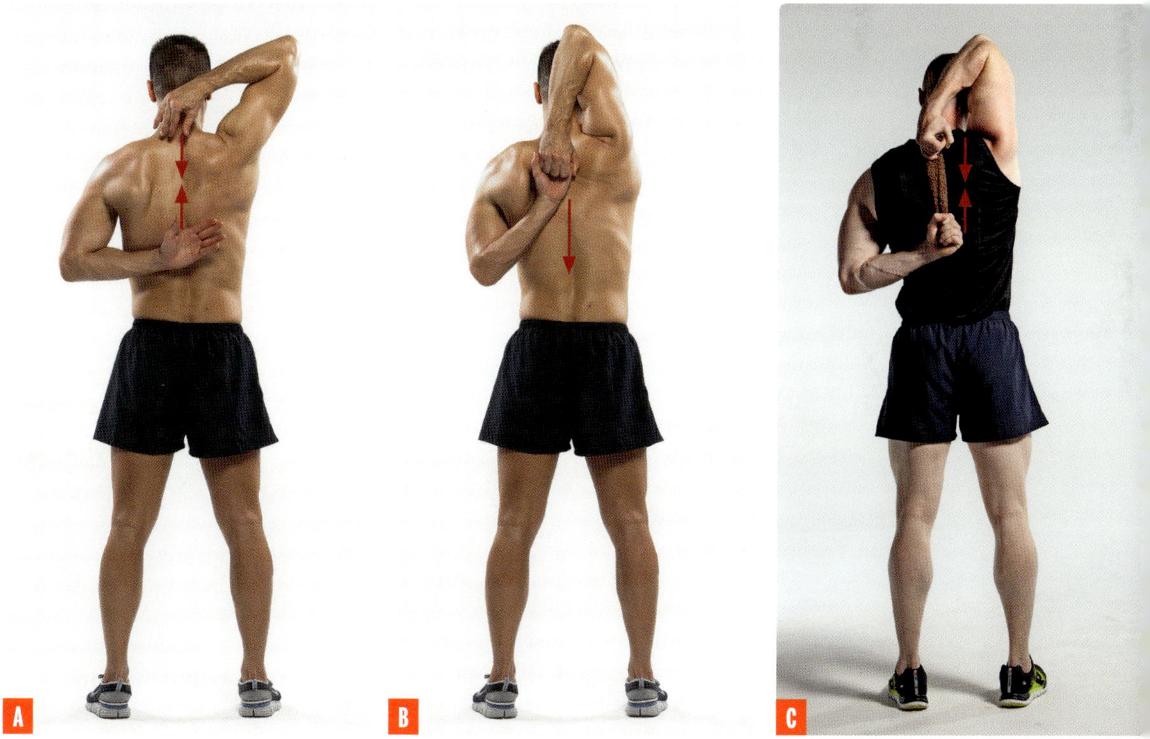

A–B: Der Bewegungsablauf.
C: Die Vereinfachung mit einem Handtuch.

6 Bauch- und Rückenmuskulatur

Bei einigen Fitnesssportlern ist die Beweglichkeit der Wirbelsäule eingeschränkt oder die untere Rückenmuskulatur verspannt und verkürzt. Auch eine verkürzte Bauchmuskulatur ist möglich, beispielsweise kann sich diese Problematik aus einseitigem Krafttraining mit vielen Crunches und Sit-ups entwickeln, wenn gleichzeitig die untere Rückenmuskulatur vernachlässigt wird.

Eine Verbesserung erreichen Sie mit Mobilisierungs- und Dehnübungen. Machen Sie seitliche Drehungen mit den Beinen und den Armen und bewegen Sie den Oberkörper vor und zurück sowie zu beiden Seiten. Führen Sie die Übungen langsam und kontrolliert aus. Falls sich bei einer Übung Schmerzen einstellen, dann verzichten Sie vorerst darauf und kräftigen Sie intensiv Ihre Core-Muskulatur in allen Bereichen. Weitere Informationen zum Kräftigen und Mobilisieren dieser Körperpartien finden Sie in »Perfektes Training für Bauch und Rücken« (Delp 2014).

Fühlen sich die Muskeln und die Faszien vor dem Training verspannt bzw. verklebt an, dann können Sie die Muskulatur mit der Hartschaumrolle abrollen und die Muskulatur andehnen (Halten der Dehnposition bis maximal zehn Sekunden). Auch nach dem Training ist ein Abrollen und ein statisches Dehnen hilfreich zur Sicherstellung der Beweglichkeit.

Wenn Sie intensiv Zugübungen zur Muskelkräftigung machen, dann sind oftmals die Ansätze der oberen Rückenmuskulatur stark verspannt und schmerzen, was sich gut mit der Rollmassage behandeln lässt. Diese Stellen erreichen Sie gut in Seitenlage.

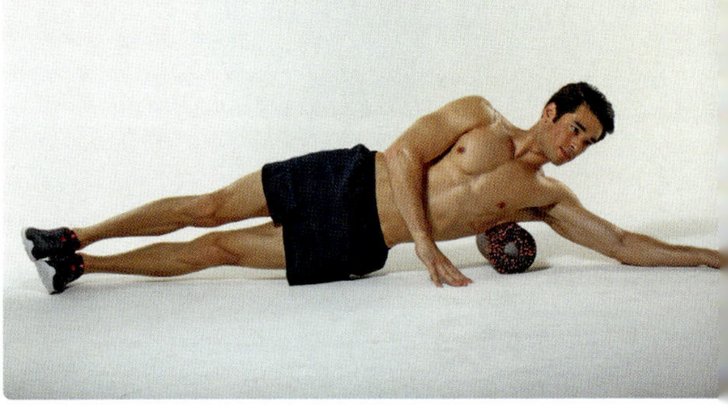

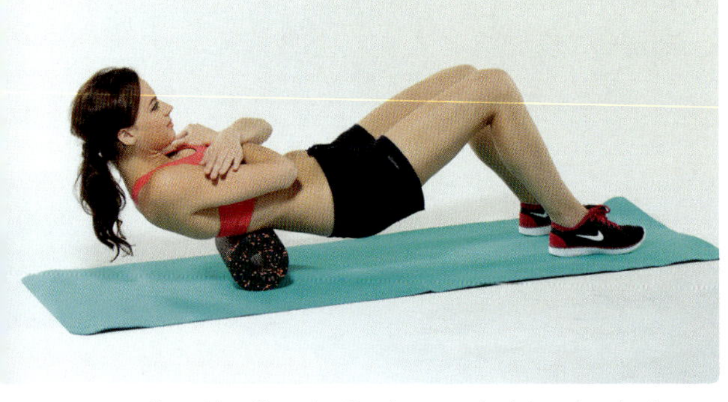

Das Abrollen der Rückenmuskulatur. Auch ein Abrollen der Bauchmuskulatur ist möglich – jedoch nicht mit viel Druck; oftmals ist dies nicht notwendig.

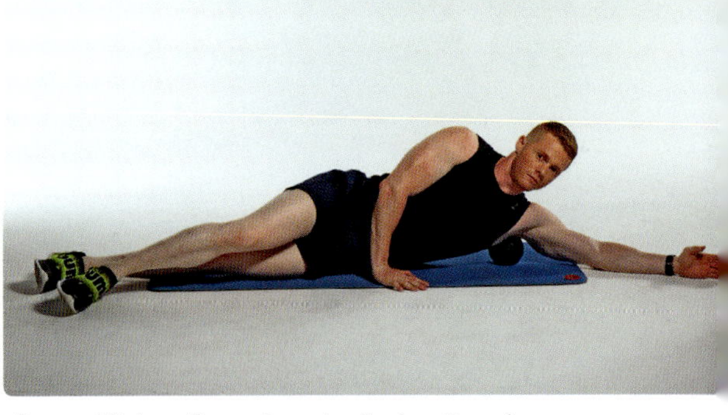

Den seitlichen Rumpf sowie die Ansätze der oberen Rückenmuskulatur können Sie in Seitenlage abrollen, den unteren Bereich bearbeiten Sie mit der großen Rolle und den oberen Bereich mit der großen Rolle oder der großen Kugel.

D16: Arme und Beine strecken in Rückenlage

Dehnung:

●● Bauchmuskulatur

● Rückenmuskulatur

Ausgangsposition:

Sie befinden sich in Rückenlage; die Arme sind über dem Kopf abgelegt. Strecken Sie die Arme und Beine vom Rumpf weg, bis Sie einen leichten Dehnreiz spüren.

Entspannen – Erweitern:

Halten Sie diese Position und entspannen Sie bewusst die Muskulatur. Dabei atmen Sie tief und gleichmäßig. Wenn die Dehnspannung nach einigen Sekunden nachlässt, bewegen Sie die Arme und Füße weiter auseinander, bis Sie einen erneuten Reiz spüren.

Anspannen – Entspannen – Erweitern:

Spannen Sie den Körper gegen den Boden, ohne die Ausgangsposition zu verändern. Dann entspannen Sie kurz die aktivierte Muskulatur, wobei Sie die Position beibehalten. Schließlich bewegen Sie die Arme und Füße weiter auseinander.

Variante:

Um die schräge Bauchmuskulatur intensiv zu dehnen, strecken Sie den linken Arm und gleichzeitig das rechte Bein. Lassen Sie den rechten Arm und das linke Bein entspannt. Anschließend führen Sie die Übung mit der anderen Seite aus.

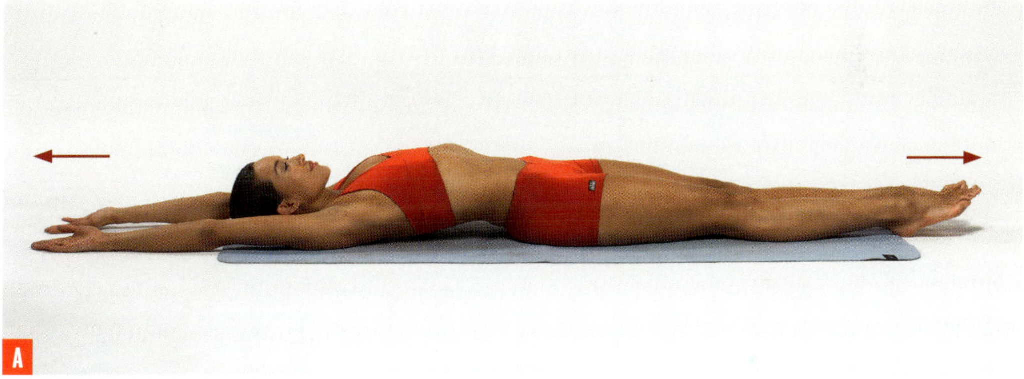

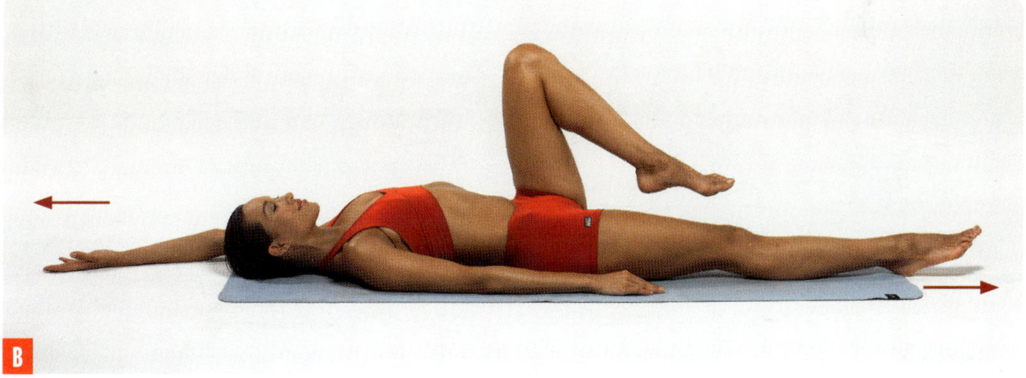

A: Die beidseitige Streckung.
B: Die Variante zur vorrangigen Dehnung der schrägen Bauchmuskulatur.

D17: Gebeugte Beine zur Seite senken in Rückenlage

Dehnung:

●● seitliche Bauch- und untere Rückenmuskulatur

● vordere Bauchmuskulatur

Ausgangsposition:

Sie liegen auf dem Rücken, die Arme sind nach oben oder seitlich gestreckt und die Beine angezogen. Bewegen Sie nun die Beine zu einer Seite, bis Sie einen leichten Dehnreiz spüren.

Entspannen – Erweitern:

Halten Sie diese Position und entspannen Sie bewusst die Muskulatur. Dabei atmen Sie gleichmäßig weiter. Wenn die Dehnspannung nach einigen Sekunden nachlässt, bewegen Sie die Knie weiter zum Boden, bis Sie einen erneuten Reiz spüren.

Anspannen – Entspannen – Erweitern:

Spannen Sie den Oberkörper nach unten und die Knie gegeneinander, ohne die Ausgangsposition zu verändern. Dann entspannen Sie kurz die aktivierte Muskulatur, wobei Sie die Position beibehalten. Schließlich bewegen Sie die Knie weiter zum Boden.

Variante:

Sie intensivieren die Übung, indem Sie die Knie weiter zum Oberkörper ziehen.

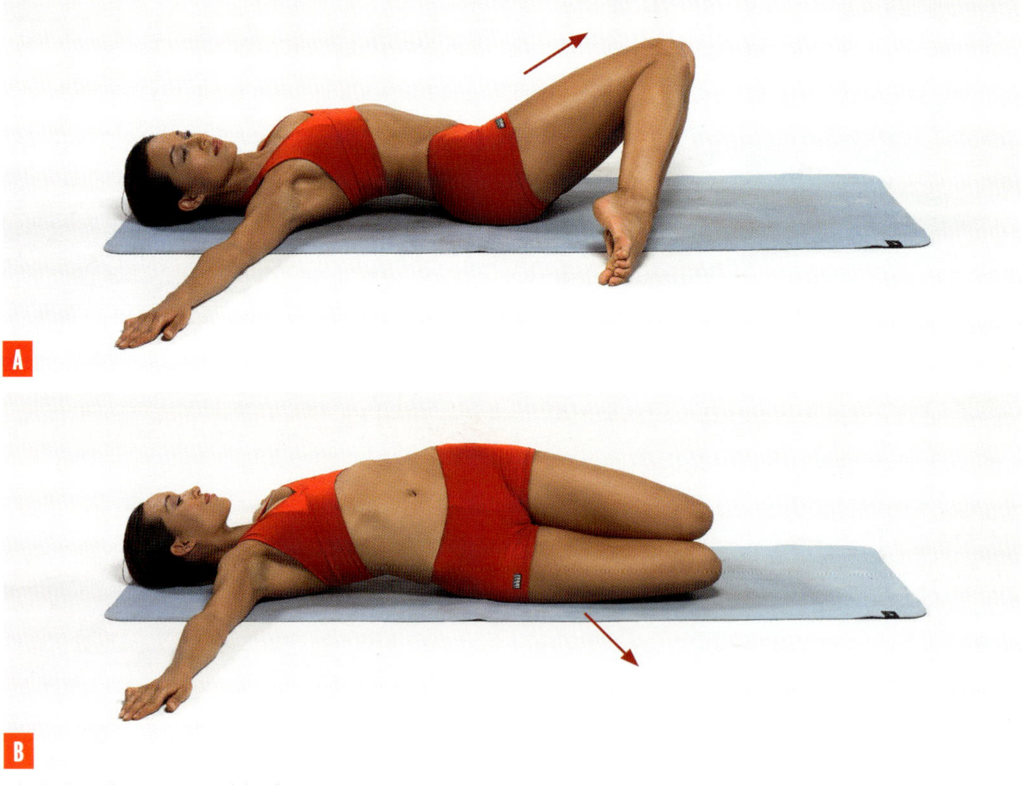

A–B: Der Bewegungsablauf.

D18: Oberkörper nach oben drücken in Bauchlage

Dehnung:

●● vordere Bauchmuskulatur

Ausgangsposition:

Sie befinden sich in Bauchlage auf dem Boden. Die Hände sind schulterbreit vor dem Kopf aufgesetzt, und der Oberkörper ist abgelegt. Einsteiger können sich auf die Unterarme statt auf die gestreckten Arme stützen. Heben Sie langsam den Oberkörper an, bis Sie einen leichten Dehnreiz in der Bauchmuskulatur spüren.

Entspannen – Erweitern:

Halten Sie diese Position und entspannen Sie bewusst die Muskulatur. Dabei atmen Sie gleichmäßig weiter. Wenn die Dehnspannung nach einigen Sekunden nachlässt, bewegen Sie den Oberkörper weiter nach oben, bis Sie einen erneuten Reiz spüren.

Anspannen – Entspannen – Erweitern:

Spannen Sie die Hände beziehungsweise Unterarme gegen den Boden, ohne die Position des Oberkörpers zu verändern. Dann entspannen Sie kurz die aktivierte Muskulatur, wobei Sie die Position beibehalten. Schließlich bewegen Sie den Oberkörper weiter nach oben.

Nach der Dehnung lassen Sie den Oberkörper langsam wieder ab.

Info

Sportler mit Rückenproblemen dürfen diese Übung nur nach Rücksprache mit ihrem Arzt ausführen.

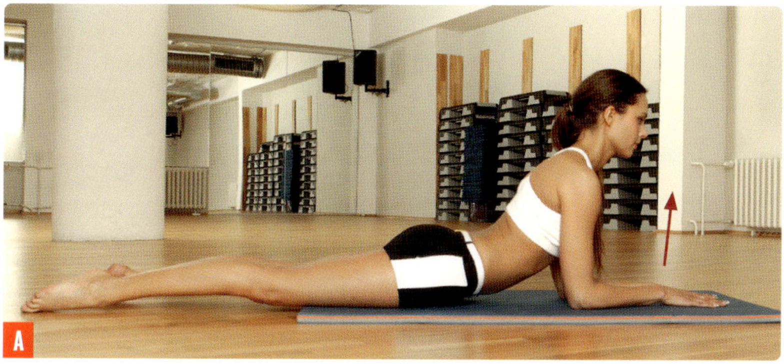

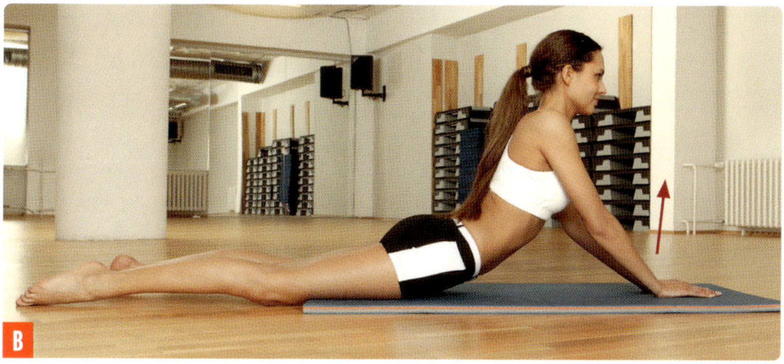

A: Die Übung für Einsteiger auf den Unterarmen.
B: Die Variante für Fortgeschrittene mit gestreckten Armen.

D19: Körperdrehung in Seitenlage

Dehnung:

●● Brust-, vordere Schulter-, vordere Oberarm-, Bauch- und untere Rückenmuskulatur
● Gesäßmuskulatur

Ausgangsposition:
Sie befinden sich in Seitenlage auf dem Boden; das obere Bein ist angezogen und das untere Bein gestreckt abgelegt. Fixieren Sie das obere Knie mit der unteren Hand am Boden. Nun drehen Sie den Rumpf zur anderen Seite, wobei sich der obere Arm und der Kopf mitbewegen, bis Sie eine leichte Dehnspannung spüren.

Entspannen – Erweitern:
Halten Sie diese Position und entspannen Sie bewusst die Muskulatur. Dabei atmen Sie gleichmäßig weiter. Wenn die Dehnspannung nach einigen Sekunden nachlässt, drehen Sie den Oberkörper etwas weiter, bis Sie einen erneuten Reiz spüren.

Anspannen – Entspannen – Erweitern:
Spannen Sie den gedrehten Arm entgegen der Bewegungsrichtung, ohne die Ausgangsposition zu verändern. Dann entspannen Sie kurz die aktivierte Muskulatur, wobei Sie die Position beibehalten. Schließlich drehen Sie den Oberkörper weiter zur Seite.

Variante:
Geübte können sich so weit drehen, dass sie die obere Schulter und den oberen Arm auf dem Boden ablegen können.

Anschließend führen Sie die Drehung zur an deren Seite aus.

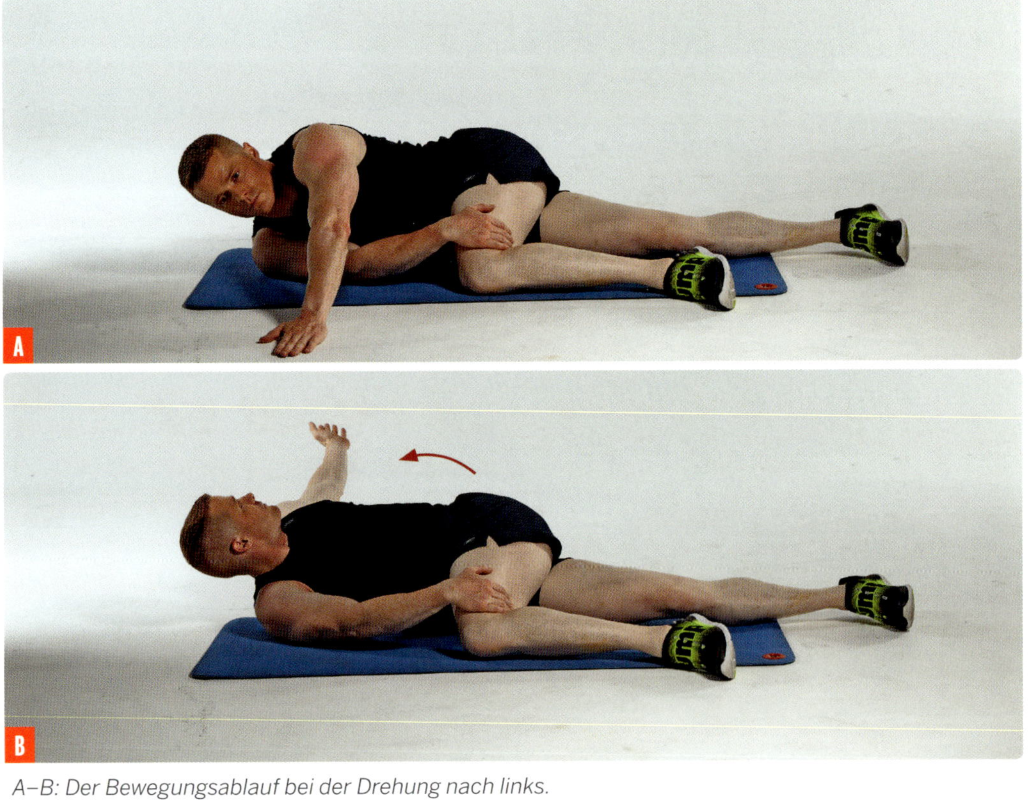

A–B: Der Bewegungsablauf bei der Drehung nach links.

D 20: Oberkörper vorbeugen

Dehnung:
●● Rückenmuskulatur
● Nacken- und Gesäßmuskulatur

Ausgangsposition:
Sie sitzen auf dem Boden mit angestellten Beinen. Umfassen Sie mit den Armen von unten die Unterschenkel und bewegen Sie den Oberkörper nach vorne, wobei Sie das Becken vorschieben. Erweitern Sie die Position, indem Sie sich mit den Händen vorziehen, bis Sie einen leichten Dehnreiz spüren.

Entspannen – Erweitern:
Halten Sie diese Position und entspannen Sie bewusst die Muskulatur. Dabei atmen Sie gleichmäßig weiter. Wenn die Dehnspannung nach einigen Sekunden nachlässt, ziehen Sie den Oberkörper weiter nach vorne, bis Sie einen erneuten Reiz spüren.

Anspannen – Entspannen – Erweitern:
Spannen Sie die Arme gegen die Unterschenkel und die Rückenmuskulatur nach hinten, ohne die Ausgangsposition zu verändern. Dann entspannen Sie kurz die aktivierte Muskulatur, wobei Sie die Position beibehalten. Schließlich ziehen Sie den Oberkörper weiter nach vorne.

Variante:
Die Übung kann auch auf einem Stuhl sitzend oder im Stand mit gebeugten Beinen ausgeführt werden.

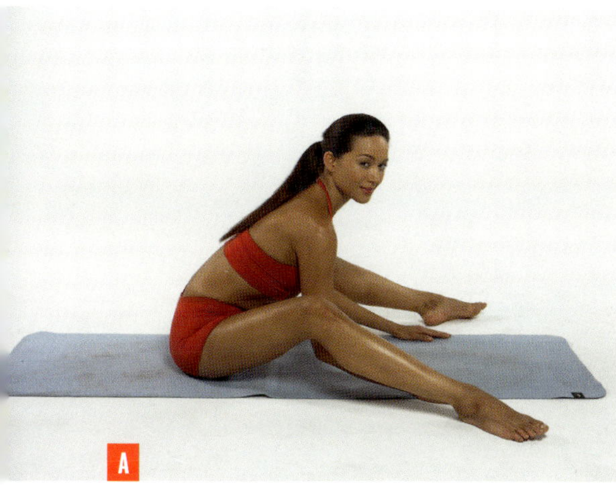

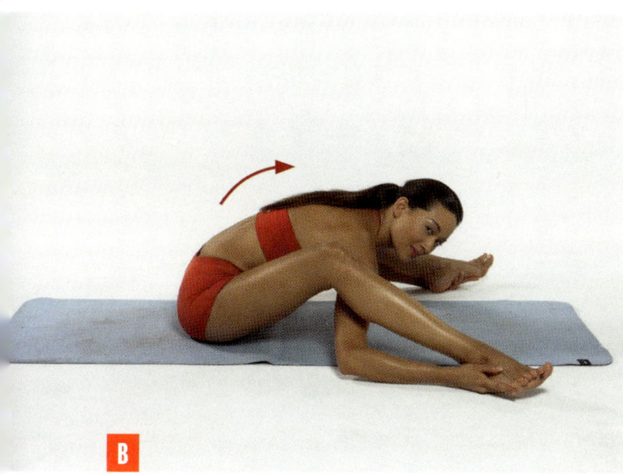

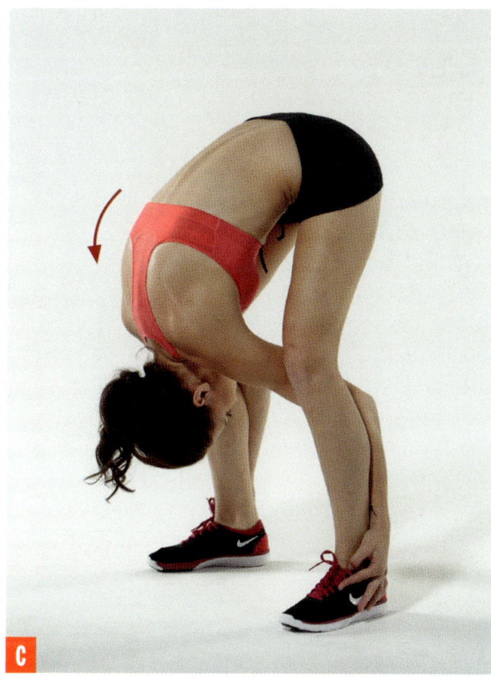

A-B: Der Bewegungsablauf.
C: Die Variante im Stand.

D 21: Katzenbuckel

Dehnung:

●● Rücken- und Schultermuskulatur

Ausgangsposition:

Sie befinden sich im Vierfüßlerstand. Die Knie sind etwa hüftbreit und die Hände etwa schulterbreit auseinander gestellt. Beim Ausatmen wölben Sie den Oberkörper nach oben und ziehen gleichzeitig das Kinn zur Brust, bis Sie einen leichten Dehnreiz spüren.

Entspannen – Erweitern:

Halten Sie diese Position für einige Sekunden und atmen Sie dabei gleichmäßig weiter. Wenn die Dehnspannung nach einigen Sekunden nachlässt, wölben Sie den Oberkörper weiter nach oben, bis Sie einen erneuten Reiz spüren.

Anspannen – Entspannen – Erweitern:

Spannen Sie die Hände und die Knie gegen den Boden, ohne den Oberkörper zu senken. Dann entspannen Sie kurz die aktivierte Muskulatur, wobei Sie die Position beibehalten. Schließlich wölben Sie den Oberkörper weiter nach oben.

Anschließend senken Sie den Oberkörper langsam, bis er durchhängt, und heben dabei den Kopf.

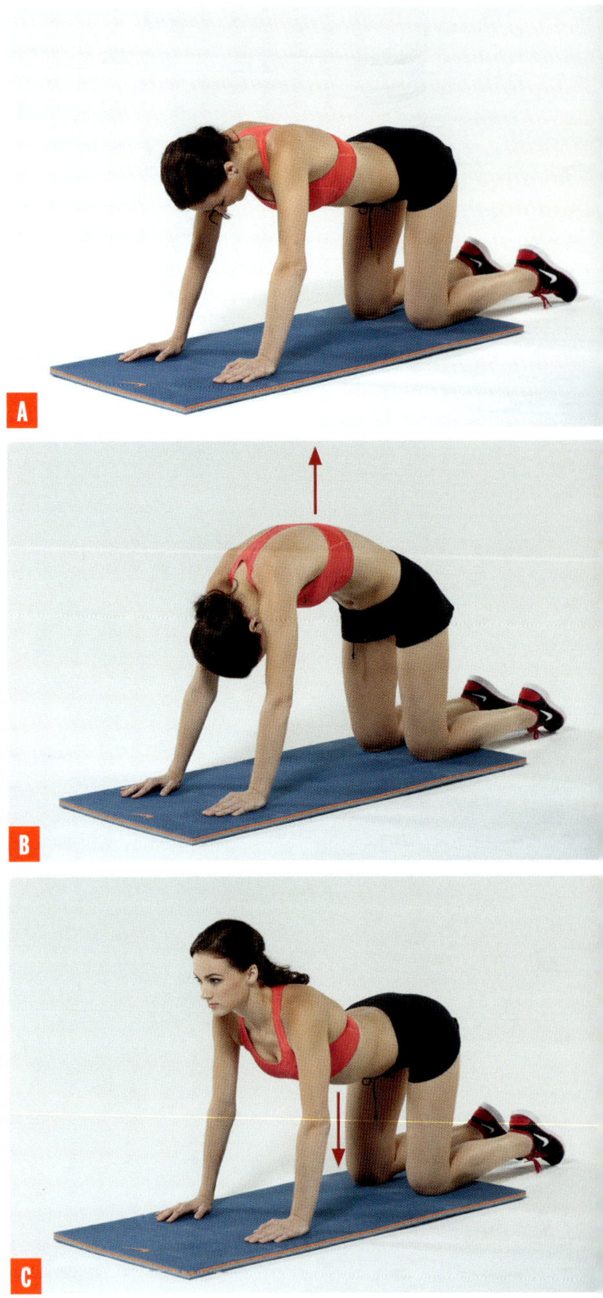

A–C: Der Bewegungsablauf.

D 22: Oberkörper strecken im Stand

Dehnung:

●● obere Rücken-, Arm-, Brust-, Bauch- und Schulter-, Handgelenk- und Fingerbeugemuskulatur

Ausgangsposition:

Sie stehen aufrecht; die Hände halten Sie vor dem Körper, die Finger sind ineinandergelegt. Strecken Sie zuerst die Arme nach vorne und drehen Sie dabei gleichzeitig die Handinnenflächen vom Körper weg. Führen Sie dann die Arme gestreckt nach oben. Dabei strecken Sie den Körper nach oben, bis Sie einen leichten Dehnreiz spüren.

Entspannen – Erweitern:

Halten Sie diese Position und entspannen Sie bewusst die Muskulatur. Dabei atmen Sie gleichmäßig weiter. Wenn die Dehnspannung nach einigen Sekunden nachlässt, strecken Sie den Oberkörper weiter nach oben, bis Sie einen erneuten Reiz spüren.

Anspannen – Entspannen – Erweitern:

Spannen Sie die Schultern nach unten, ohne die Arme zu senken. Entspannen Sie kurz die aktivierte Muskulatur, wobei Sie die Position beibehalten. Schließlich strecken Sie den Oberkörper weiter nach oben.

Variante:

Wenn die Dehnung der Handgelenk- und Fingerbeugemuskulatur zu intensiv ist, verzichten Sie auf das Vordrehen der Handflächen.

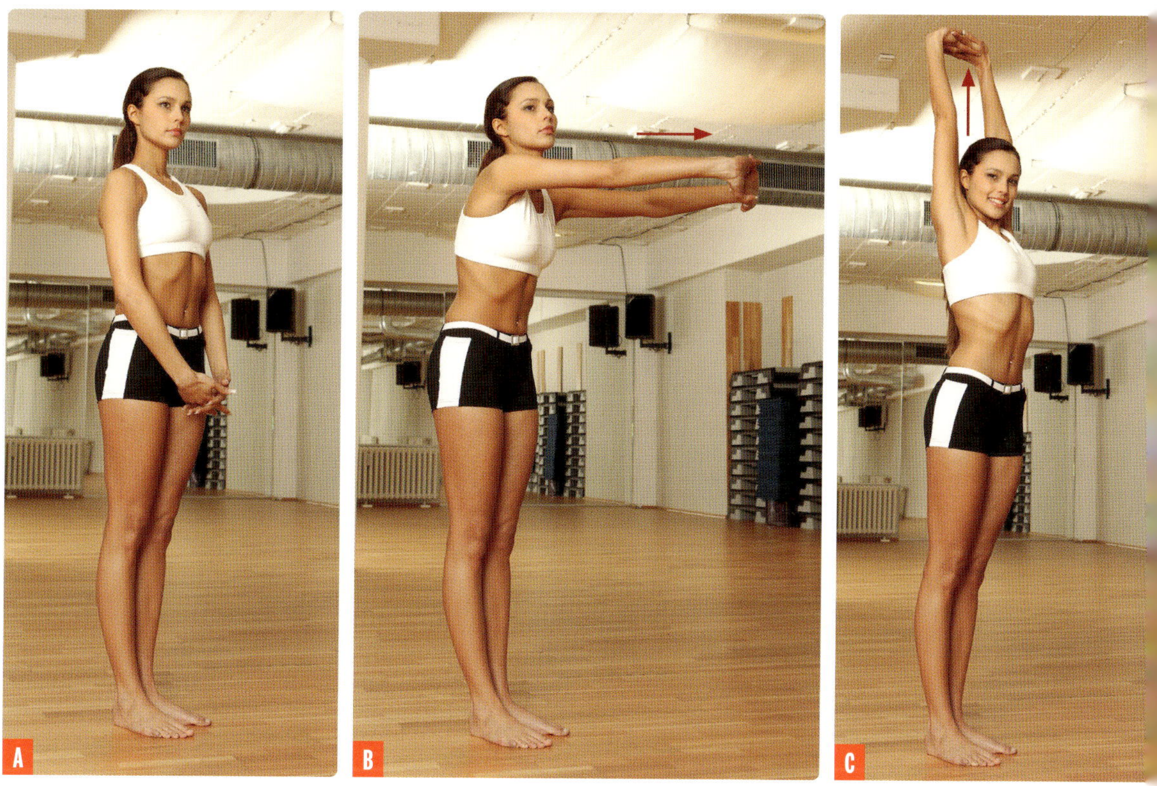

A–C: Der Bewegungsablauf.

D 23: Oberkörper seitlich neigen

Dehnung:

●● seitliche Brust-, Rumpf- und Rückenmuskulatur

Ausgangsposition:

Sie stehen aufrecht; die Beine sind hüftbreit oder etwas weiter auseinander. Strecken Sie einen Arm in die Luft und neigen Sie dann den Oberkörper zur anderen Seite, bis Sie einen leichten Dehnreiz spüren. Achten Sie darauf, dass Sie mit dem Oberkörper auf einer Linie bleiben und nicht mit dem Becken zur Seite ausweichen.

Entspannen – Erweitern:

Halten Sie diese Position und entspannen Sie bewusst die Muskulatur. Dabei atmen Sie gleichmäßig weiter. Wenn die Dehnspannung nach einigen Sekunden nachlässt, beugen Sie den Oberkörper weiter zur Seite, bis Sie einen erneuten Reiz spüren.

Anspannen – Entspannen – Erweitern:

Fassen Sie mit dem hängenden Arm das Handgelenk des nach oben gestreckten Armes. Spannen Sie die Arme auseinander, ohne die Ausgangsposition zu verändern. Entspannen Sie kurz die aktivierte Muskulatur, wobei Sie die Position beibehalten. Dann beugen Sie den Oberkörper weiter zur Seite.

Variante:

Die Übung lässt sich sehr kontrolliert ausführen, wenn Sie sich mit dem äußeren, über den Kopf geführten Arm an einem Gegenstand festhalten – z. B. an einer Sprossenwand. Bewegen Sie die Hüfte langsam nach außen von der Sprossenwand weg, bis Sie den leichten Dehnreiz spüren.

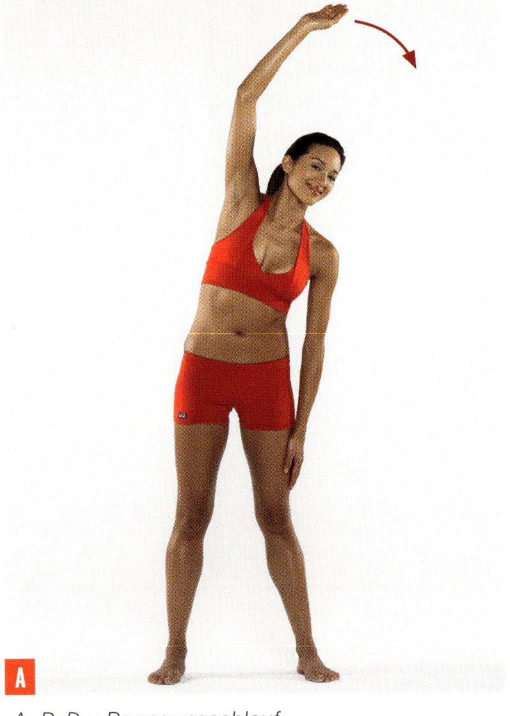

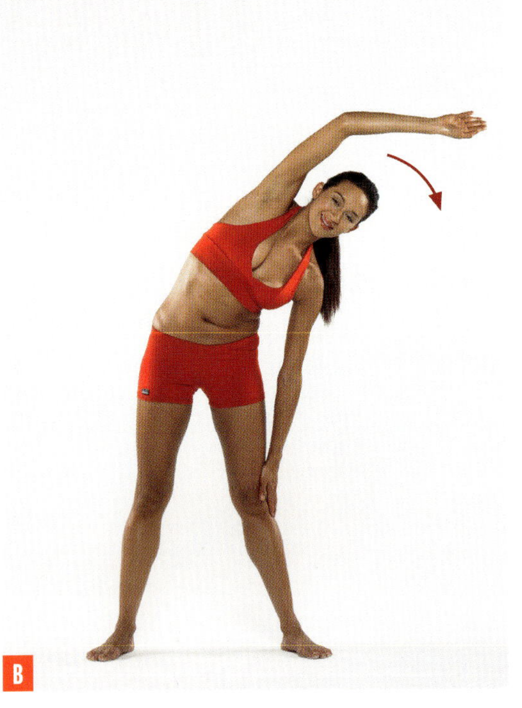

A–B: Der Bewegungsablauf.

7 Unterschenkel- und Fußmuskulatur

Die Unterschenkel- und Fußmuskulatur wird bei zahlreichen Übungen mitgedehnt. Das eigenständige Dehnen ist bei Verkürzungen notwendig, wobei insbesondere auf die Wadenmuskulatur zu achten ist, da bei dieser recht häufig Zerrungen auftreten. Außerdem führen Verkürzungen zu Einschränkungen im Gangbild, beispielsweise können Schmerzen an Ferse und/oder Achillessehne nach dem Joggen aus einer verkürzten Wadenmuskulatur resultieren.

Wenn Sie Probleme wie eine verkürzte und/oder oft verspannte Wadenmuskulatur feststellen, dann sollten Sie diese regelmäßig intensiv dehnen, bis diese Problematik nicht mehr auftritt.

Fühlt sich die Wadenmuskulatur vor dem Training verspannt an, dann führen Sie ein Andehnen dieser Muskelgruppe aus, d.h. ein Halten der Dehnposition bis maximal zehn Sekunden. Zusätzlich können Sie die Muskulatur und die Faszien mit der Hartschaumrolle abrollen. Auch nach dem Training ist ein statisches Dehnen sowie Abrollen mit der Hartschaumrolle möglich.

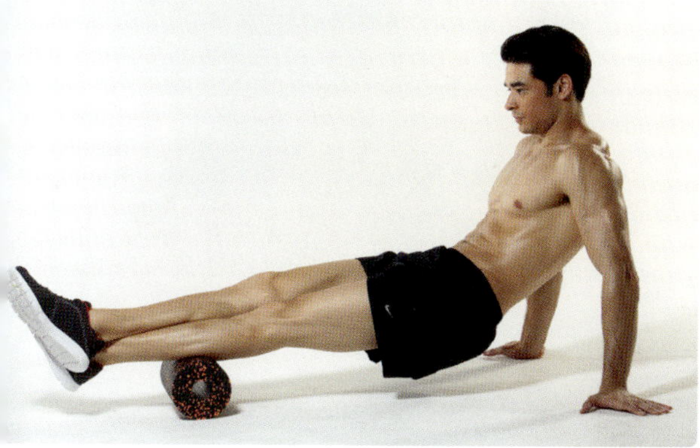

Das Abrollen der Unterschenkel. Für intensiven Druck halten Sie beide Beine in der Luft; weniger intensiv wird der Druck, wenn Sie einen Fuß auf den Boden stellen.

Tipp Großzehendehnung

Normalerweise ist keine gesonderte Fußdehnung notwendig. Manche Sportler haben jedoch eine eingeschränkte Beweglichkeit der Zehen, die beispielsweise aus einer früheren Kapselverletzung resultieren kann. Wenn Sie die Großzehen nicht weit genug nach hinten bewegen können, dann führt dies dazu, dass Sie beim Gehen nicht vollständig abrollen und kleine Ausweichbewegungen machen. Besteht eine eingeschränkte Beweglichkeit und die Verletzung ist bereits ausgeheilt, dann können Sie die Fußzehen bewusst dehnen (siehe »D 26: Fußdehnung«).

Alternativ begeben Sie sich in den Vierfüßlerstand mit aufgestellten Händen, Knien und Zehen. Bewegen Sie nun das Gesäß nach hinten, bis Sie die Dehnung in den beiden Großzehengelenken spüren. Halten Sie diese Position 20–30 Sekunden und wiederholen Sie die Dehnung zweimal. Sie können diese Dehnübung zuhause über einige Wochen hinweg ausführen, bis Sie die gewünschte Beweglichkeit erreicht haben.

Sie können den Großen Zeh auch mit der Hand dehnen, indem Sie ihn nach hinten bis in die Dehnung hinein biegen. So lässt sich die Dehnung jedoch nur einseitig ausführen. Manchmal ist auch eine Dehnung in die andere Richtung notwendig, beispielsweise bei einem Krampf.

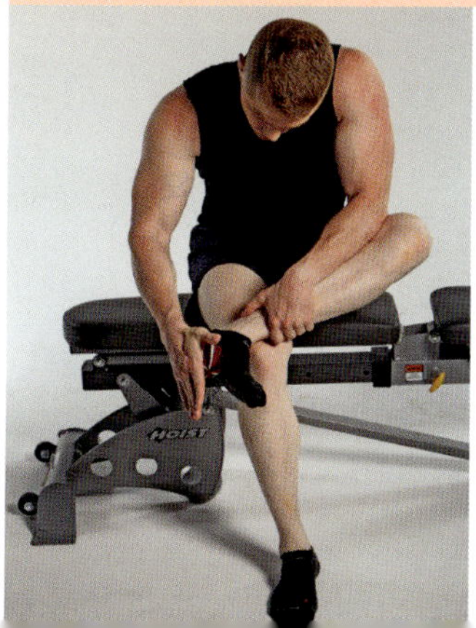

Die Fußsohlen können Sie im Stand oder im Sitz mit der kleinen Kugel abrollen.

D 24: Beinstrecken im Ausfallschritt

Dehnung:

●● Wadenmuskulatur

Ausgangsposition:

Aus dem geraden Stand vollziehen Sie mit dem linken Bein einen Schritt mittlerer Spanne nach vorne, wobei Sie die Hüfte mit vorschieben. Die Füße sind gerade nach vorne gerichtet; das hintere Bein ist leicht gebeugt und die rechte Ferse angehoben. Nun strecken Sie das rechte Bein langsam durch und schieben gleichzeitig die Ferse in Richtung Boden, bis Sie einen leichten Dehnreiz in der Wadenmuskulatur spüren.

Entspannen – Erweitern:

Halten Sie diese Position und entspannen Sie bewusst die Muskulatur. Dabei atmen Sie gleichmäßig weiter. Wenn die Dehnspannung nach einigen Sekunden nachlässt, bewegen Sie die Ferse etwas weiter weg, bis Sie einen erneuten Reiz spüren.

Anspannen – Entspannen – Erweitern:

Wählen Sie die Ausgangsstellung so, dass Sie mit der hinteren Ferse den Boden erreichen. Spannen Sie die Ferse gegen den Boden, ohne die Fußposition zu verändern. Entspannen Sie kurz die aktivierte Muskulatur, wozu Sie die Position beibehalten. Schließlich beugen Sie das vordere Bein etwas tiefer und verlagern das Körpergewicht nach vorne, um die Dehnposition zu intensivieren.

Nachdem Sie in der ersten Dehnposition gedehnt haben, beugen Sie das Knie des rechten Beines so weit, bis Sie eine Dehnung im unteren Wadenbereich und in der Achillessehne spüren. Die Ferse bleibt dabei auf dem Boden. Dehnen Sie nun wieder gemäß der von Ihnen gewählten Methode.

Anschließend führen Sie die Übung mit dem linken Bein aus.

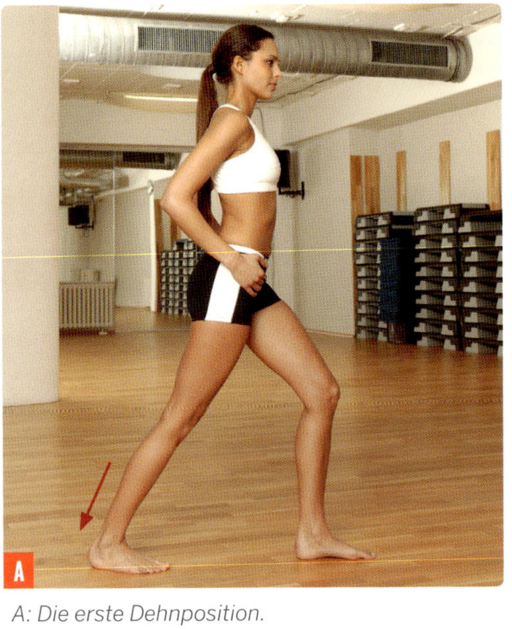

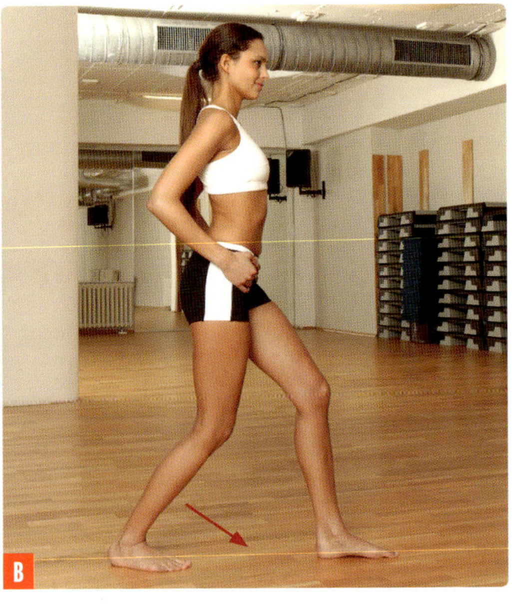

A: Die erste Dehnposition.
B: Die zweite Dehnposition.

D 25: Beinstrecken im Vierfüßlerstand

Dehnung:

●● Waden- und hintere Oberschenkelmuskulatur

Ausgangsposition:

Sie befinden sich im Vierfüßlerstand. Ihre Füße sind nach vorne gerichtet; die Beine sind gebeugt und mit den Fußballen aufgesetzt. Lassen Sie den Kopf zwischen den Armen hängen. Schieben Sie die Fersen in Richtung Boden und strecken Sie dabei die Beine, bis Sie einen leichten Dehnreiz spüren.

Entspannen – Erweitern:

Halten Sie diese Position und entspannen Sie bewusst die Muskulatur. Dabei atmen Sie gleichmäßig weiter. Wenn die Dehnspannung nach einigen Sekunden nachlässt, strecken Sie die Beine weiter, bis Sie einen erneuten Reiz spüren.

Anspannen – Entspannen – Erweitern:

Spannen Sie die Füße gegen den Boden, ohne die Ausgangsposition zu verändern. Entspannen Sie kurz die aktivierte Muskulatur, wobei Sie die Position beibehalten. Schließlich strecken Sie die Beine weiter.

Variante:

Sie können die Übung auch einseitig ausführen. Das Bein der anderen Seite bleibt dabei gebeugt und auf dem Fußballen.

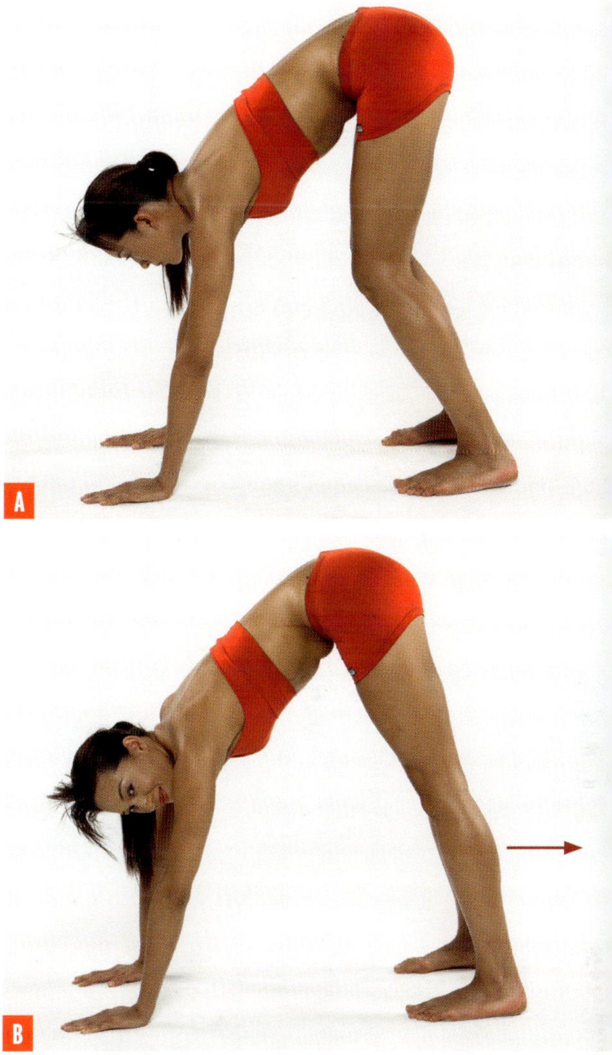

A–B: Der Bewegungsablauf.

D 26: Fußdehnung

Dehnung:

●● Fußstreck-, Fußbeuge- und Schienbeinmuskulatur

Ausgangsposition:

Sie stehen aufrecht; das rechte Bein ist gebeugt, und die Fußzehen sind so aufgestellt, dass die Zehennägel auf dem Boden sind. Schieben Sie den Fußspann in Richtung Boden, bis Sie einen leichten Dehnreiz spüren.

Entspannen – Erweitern:

Halten Sie diese Position und entspannen Sie bewusst die Muskulatur. Dabei atmen Sie gleichmäßig weiter. Wenn die Dehnspannung nach einigen Sekunden nachlässt, schieben Sie den Fußspann etwas weiter nach unten, bis Sie einen erneuten Reiz spüren.

Anspannen – Entspannen – Erweitern:

Spannen Sie den Fußspann nach unten, ohne die Fußposition zu verändern. Entspannen Sie kurz die aktivierte Muskulatur, wobei Sie die Position beibehalten. Schließlich bewegen Sie den Fußspann etwas weiter nach unten.

Im zweiten Übungsteil stellen Sie die Zehen auf und drücken die Ferse nach oben, bis Sie eine Dehnung in der Fußsohle spüren.

Anschließend führen Sie die Übung mit dem linken Bein aus.

Info

Die Übung sollte ohne Schuhe ausgeführt werden, da die Bewegungen ansonsten nur eingeschränkt möglich sind. Sie können auch auf einem Stuhl sitzend üben.

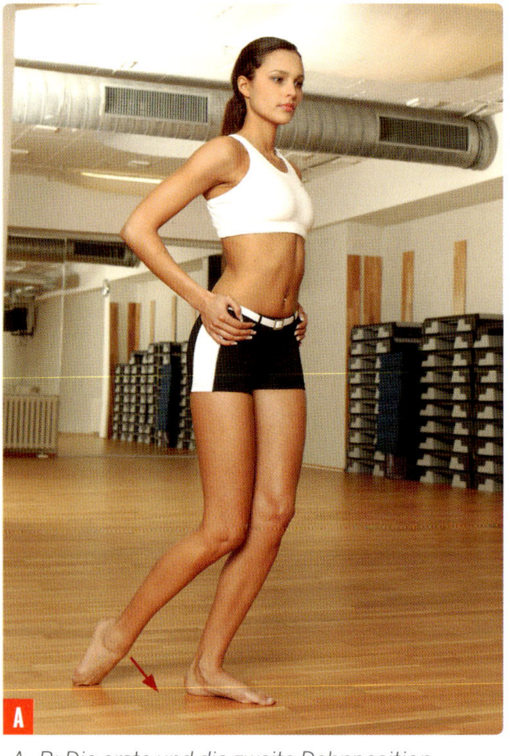

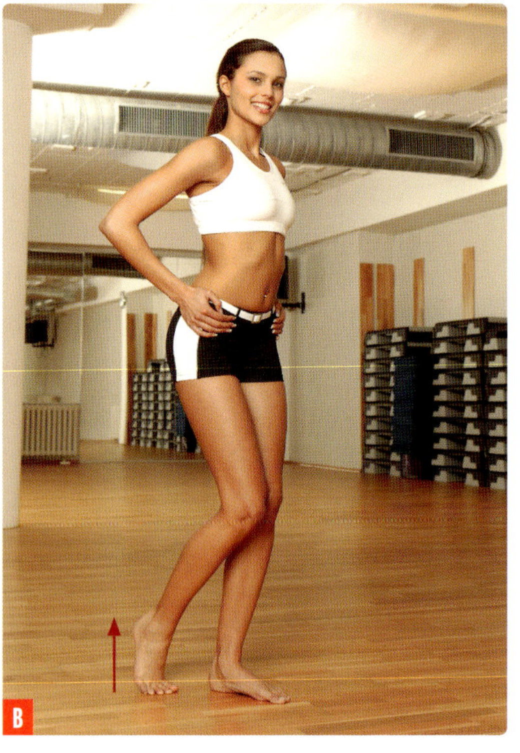

A–B: Die erste und die zweite Dehnposition.

8 Hüftbeuge- und vordere Oberschenkelmuskulatur

Bei einigen Fitnesssportlern ist die Hüftbeuge- und die vordere Oberschenkelmuskulatur stark verspannt oder verkürzt. Dies kann sich beispielsweise aus intensivem Krafttraining der Beinmuskulatur entwickeln, das ungleichmäßig ausgeführt wird; oftmals wird das Kräftigen der Gesäßmuskulatur vernachlässigt. Eine Oberschenkelzerrung ist eine Verletzung, die aus einer verkürzten Oberschenkelmuskulatur resultieren kann. Langfristig können auch Hüftbeschwerden und vorzeitige Abnutzung die Folge einer verkürzten Hüftbeuge- und vorderen Oberschenkelmuskulatur sein.

Bemerken Sie Einschränkungen in der Beweglichkeit dieser Muskelgruppen, dann führen Sie regelmäßig Dehnübungen aus, bis Sie die gewünschte Beweglichkeit erreicht haben. Prüfen Sie auch, ob Sie einseitig trainieren und ob Ihre Gesäßmuskulatur schwach entwickelt ist. Weitere Informationen zu einem ausgeglichenen Training der Bein- und Gesäßmuskulatur finden Sie in dem Buch »Power für echte Kerle« (Delp 2016).

Es empfiehlt sich, die Hüftbeuge- und vordere Oberschenkelmuskulatur vor dem Training kurz anzudehnen, d.h. ein Halten der Dehnposition bis maximal zehn Sekunden. Zusätzlich können Sie die Muskulatur und die umfassenden Faszien mit der Hartschaumrolle und -kugel lockern. Auch nach dem Training ist ein Abrollen sowie statisches Dehnen ratsam.

Stark schmerzende Stellen lassen sich mit Abrollen schon nach wenigen Wochen deutlich verringern.

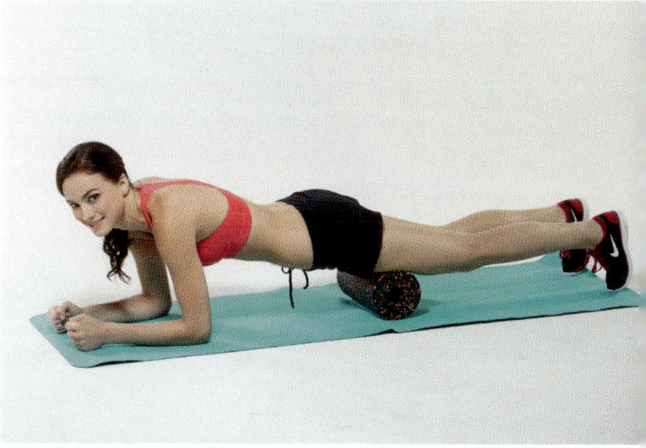

Achten Sie im Unterarmstütz auf einen angespannten Rumpf, so vermeiden Sie ein Sinken ins Hohlkreuz. Für weniger Druck lassen Sie die Zehen auf dem Boden; zum intensiven Rollen halten Sie die Zehen in der Luft.

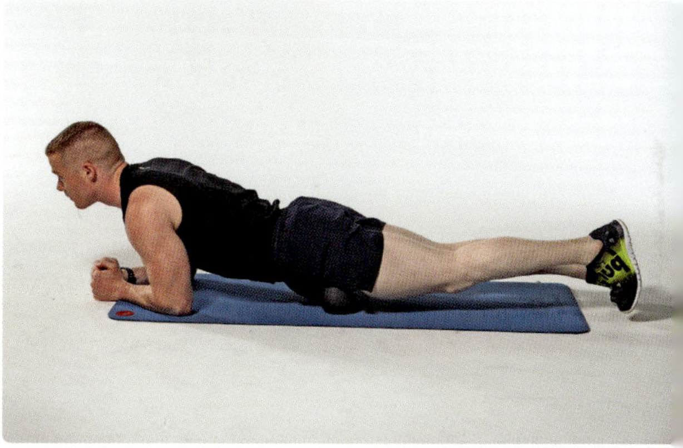

Starke Verspannungen an den Muskelansätzen bearbeiten Sie am besten mit der Hartschaumkugel. Sie erreichen intensiven Druck in Bauchlage, indem Sie sich mit der schmerzenden Stelle auf die Kugel legen. Alternativ können Sie mit weniger Intensität die Muskulatur im Stand durch Druck mit den Händen bearbeiten.

D 27: Hüfte senken und Unterschenkel anziehen im Ausfallschritt

Dehnung:

●● Hüftbeuge- und vordere Oberschenkelmuskulatur

Ausgangsposition:

Sie befinden sich im Ausfallschritt; das hintere Bein ist auf dem Boden abgelegt. Senken Sie Ihr Gesäß so weit wie möglich und drehen Sie den Fuß, so dass der Spann auf dem Boden liegt. Richten Sie den Oberkörper auf und stabilisieren Sie die Position. Entspannen Sie die Hüfte und bewegen diese nach vorne unten, bis Sie einen leichten Dehnreiz spüren.

Entspannen – Erweitern:

Halten Sie diese Position und entspannen Sie bewusst die Muskulatur. Dabei atmen Sie gleichmäßig weiter. Wenn die Dehnspannung nach einigen Sekunden nachlässt, schieben Sie die Hüfte etwas weiter vor, bis Sie einen erneuten Reiz spüren.

Anspannen – Entspannen – Erweitern:

Spannen Sie das hintere Bein gegen den Boden, ohne die Fußposition zu verändern. Entspannen Sie kurz die aktivierte Muskulatur, wobei Sie die Position beibehalten. Schließlich schieben Sie die Hüfte etwas weiter nach unten.

Im zweiten Übungsteil ziehen Sie den hinteren Fuß an, um die Dehnwirkung für die Oberschenkelvorderseite zu intensivieren. Wiederholen Sie die zuvor ausgeführte Dehnmethode. Beim »Anspannen – Entspannen – Erweitern« erfolgt der Druck mit dem Fußspann gegen die Hand.

Variante:

Sie können den Körper nach innen oder nach hinten lehnen und so etwas unterschiedliche Muskelanteile dehnen. Auch können Sie sich in der ersten Dehnposition mit den Händen auf dem Boden abstützen, um die Position zu stabilisieren.

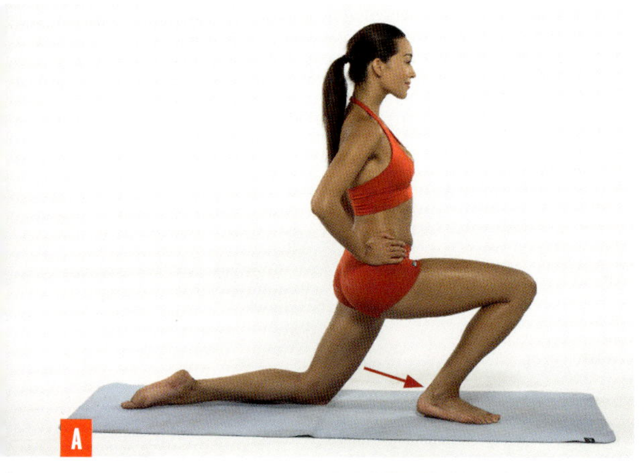

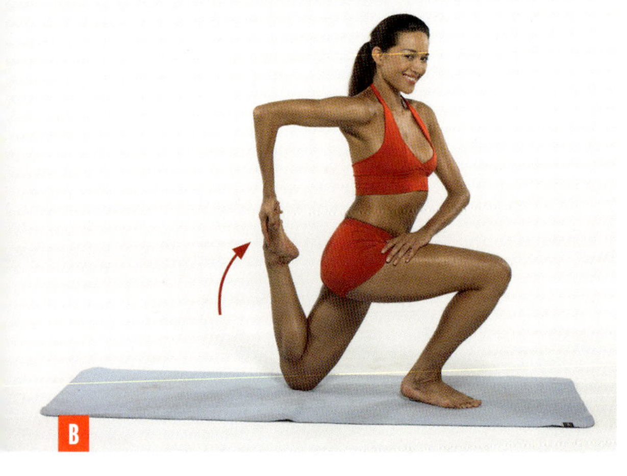

A: Der erste Übungsteil.
B: Der zweite Übungsteil mit Anziehen des Oberschenkels.

D28: Unterschenkel anziehen

Dehnung:
●● Hüftbeuge- und vordere Oberschenkelmuskulatur

Ausgangsposition
Sie befinden sich in Bauchlage; der Kopf ist aufgelegt. Bringen Sie ein Bein aus eigener Kraft so weit wie möglich zum Gesäß. Greifen Sie den Fuß und ziehen Sie ihn in Richtung Gesäß, bis Sie einen leichten Dehnreiz spüren. Drücken Sie dabei die Hüfte nach unten. Wenn Sie den Fuß nicht fassen können, legen Sie ein Handtuch um den Spann und ziehen Sie so das Bein an.

Entspannen – Erweitern:
Halten Sie diese Position und entspannen Sie bewusst die Muskulatur. Dabei atmen Sie gleichmäßig weiter. Wenn die Dehnspannung nach einigen Sekunden nachlässt, ziehen Sie den Fuß weiter in Richtung Gesäß, bis Sie einen erneuten Reiz spüren.

Anspannen – Entspannen – Erweitern:
Spannen Sie den Fuß gegen die haltende Hand, ohne die Ausgangsposition zu verändern. Entspannen Sie kurz die aktivierte Muskulatur, wobei Sie die Position beibehalten. Schließlich ziehen Sie den Fuß etwas weiter zu sich.

Variante:
Fortgeschrittene heben das Knie des gebeugten Beins zusätzlich in die Luft; die Hüftposition bleibt unverändert.

Sie können diese Muskulatur auch in Seitenlage oder im Stand dehnen. Bei der Variante in Seitenlage können Sie das untere Knie etwas nach vorne bringen, um eine intensive Dehnung in der Hüftbeugemuskulatur zu erzielen. Bei der Variante im Stand können Sie sich an einem Gegenstand abstützen, wenn es Ihnen schwer fällt, das Gleichgewicht zu halten.

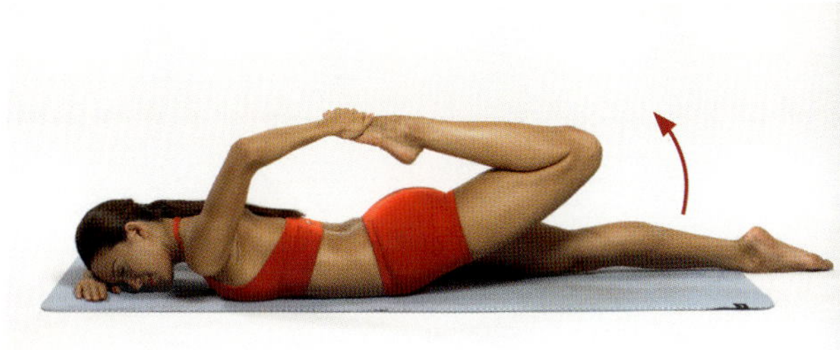

A

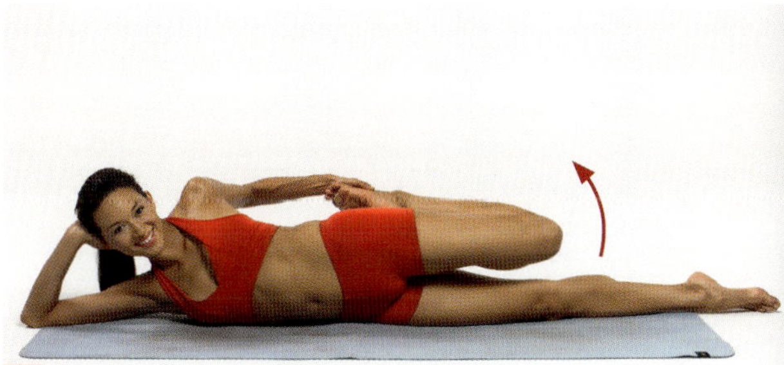

B

A: Die Übung in Bauchlage.
B: Die Variante in Seitenlage.

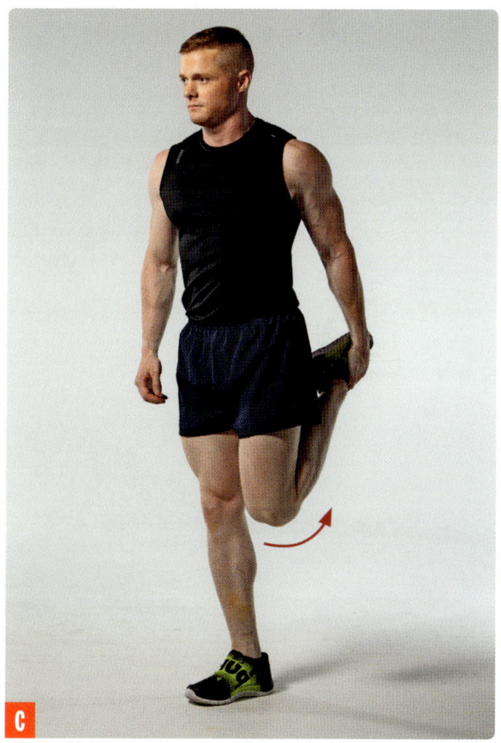

C

C: Die Variante im Stand.

D 29: Oberkörper zurücklehnen

Dehnung:

●● vordere Oberschenkel- und Unterschenkelmuskulatur

Ausgangsposition:

Sie knien auf dem Boden; die Fußrücken liegen auf, und die Knie sind nach vorne gerichtet. Der Oberkörper wird aufrecht gehalten. Senken Sie langsam Ihr Gesäß ab, bis Sie auf den Fersen aufsitzen. Tritt bis dahin noch kein Dehnreiz auf, dann lehnen Sie den Oberkörper vorsichtig zurück, bis der Reiz zu spüren ist. Zur Sicherheit stützen Sie sich dabei mit den Händen oder Unterarmen ab.

Entspannen – Erweitern:

Halten Sie diese Position und entspannen Sie bewusst die Muskulatur. Dabei atmen Sie gleichmäßig weiter. Wenn die Dehnspannung nach einigen Sekunden nachlässt, lehnen Sie Ihren Oberkörper weiter zurück, bis Sie einen erneuten Reiz spüren.

Anspannen – Entspannen – Erweitern:

Spannen Sie die Beine gegen den Boden, ohne die Ausgangsposition zu verändern. Entspannen Sie kurz die aktivierte Muskulatur, wobei Sie die Position beibehalten. Schließlich lehnen Sie den Oberkörper weiter zurück.

Variante:

Fortgeschrittene können den Rücken auf den Boden auflegen. Achten Sie in dieser Position besonders auf eine gleichmäßige Atmung und entspannen Sie sich völlig.

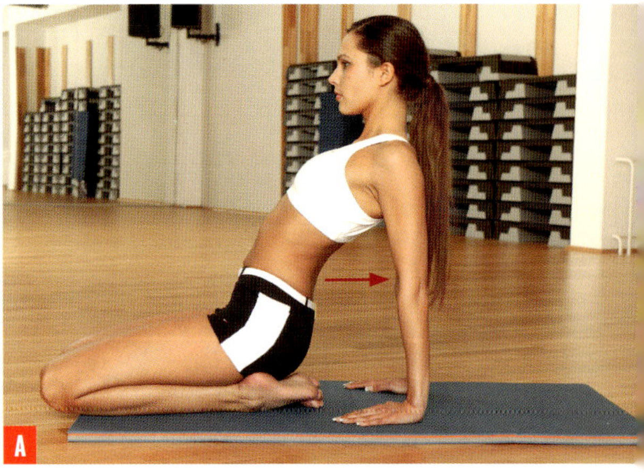

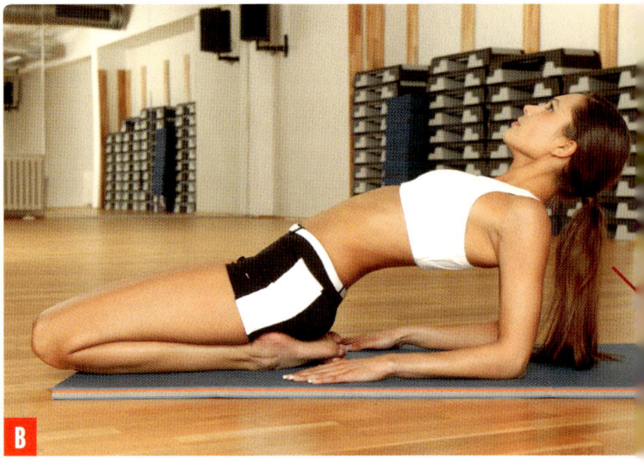

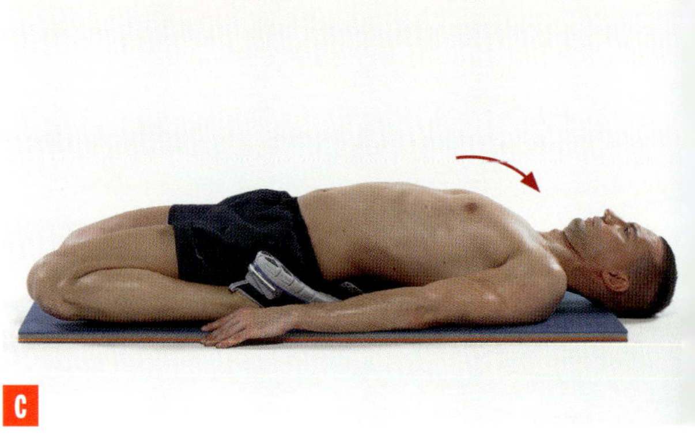

A–B: Der Bewegungsablauf. Sichern Sie die Position durch Abstützen mit den Händen beziehungsweise Unterarmen auf dem Boden. Sie intensivieren die Dehnung, indem Sie die Hüften etwas hochbewegen. C: Die Intensivierung für Fortgeschrittene.

9 Hintere Oberschenkelmuskulatur

Bei einigen Fitnesssportlern und häufig auch bei Ballsportlern, z. B. Fußballern, ist die hintere Beinmuskulatur verkürzt. Eine gute Beweglichkeit ist notwendig, damit Sie beim Sport keine Ausweichbewegungen durchführen müssen, die zu Verletzungen wie Zerrungen führen könnten. Eine verkürzte hintere Oberschenkelmuskulatur würde u. a. beim Sprinten einschränken. Allerdings ist das Beherrschen eines vollständigen Vorwärtsspagats nur für die wenigsten Sportarten notwendig. Selbst ein hoher Kick im Kampfsport erfordert kein Beherrschen des Spagats. Dies folgt daraus, dass die Kickfähigkeit sich aus statischer und dynamischer Beweglichkeit ergibt.

Sie können Ihre Beweglichkeit testen, indem Sie sich in Rückenlage begeben und »D 30: Beinheben in Rückenlage« ausführen. Heben Sie ein Bein gestreckt an, die Zehen sind leicht angezogen, und das untere Bein ist auf dem Boden. Wenn Sie das gestreckte Übungsbein zumindest bis 90 Grad heben können, dann besitzen Sie eine statische Beweglichkeit, die für die meisten sportlichen Bewegungen genügt. Nur wenige Sportarten, wie beispielsweise Freestyle-Karate, Gymnastik und Bodenturnen, erfordern eine größere statische Beweglichkeit. Testen Sie auch die Beweglichkeit des anderen Beins. Wenn Sie Defizite feststellen, dann widmen Sie sich in den nächsten Trainingswochen gezielt dem Dehnen dieser Muskelgruppen (»Dehnung am Türrahmen« siehe Seite 77).

Fühlen Sie vor einer Sporteinheit, dass die hintere Oberschenkelmuskulatur verspannt ist, dann können Sie sich mit der Hartschaumrolle abrollen und diese Muskeln andehnen (Halten der Dehnposition bis maximal zehn Sekunden), um Verletzungen vorzubeugen und eine bessere Leistungsbereitschaft zu erreichen. Nach dem Training helfen Abrollen und Dehnen, die Regenerationsprozesse einzuleiten, und verhindern, dass sich die Muskulatur verspannt.

Wenn Bereiche der hinteren Oberschenkelmuskulatur stark schmerzen, dann massieren Sie die Muskulatur mit der großen Rolle; für kleine Stellen ist die große Kugel gut geeignet, da mit ihr viel Druckintensität aufgebaut werden kann. Bereits nach wenigen Wochen mit regelmäßigem Abrollen wird die Muskulatur elastischer, und die Schmerzen verschwinden.

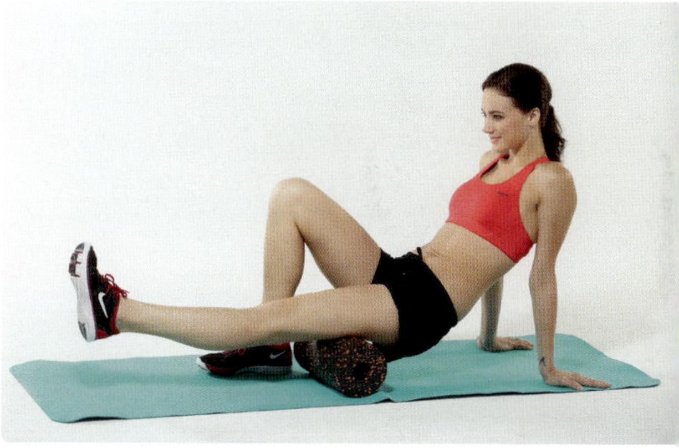

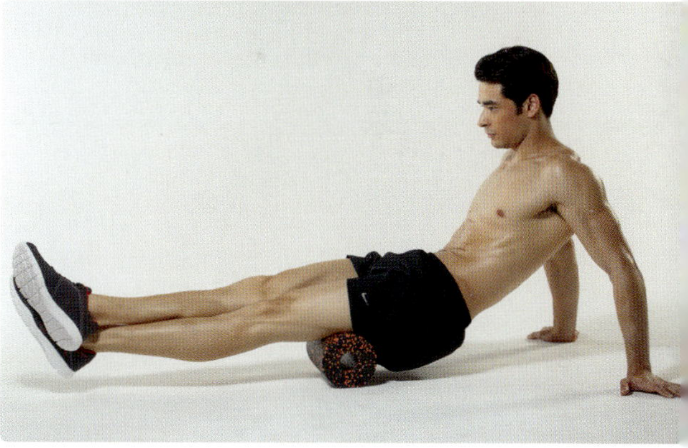

Das Abrollen mit der großen Rolle. Für eher wenig Druckintensität lassen Sie einen Fuß aufgestellt; für intensives Abrollen halten Sie beide Beine in der Luft.

D30: Beinheben in der Rückenlage

Dehnung:

●● hintere Oberschenkel- und untere Rückenmuskulatur
● Gesäß- und Wadenmuskulatur

Ausgangsposition:

Sie liegen auf dem Rücken und ziehen ein Knie zum Körper. Fassen Sie es von vorn und ziehen Sie es weiter, bis Sie einen leichten Dehnreiz spüren.

Entspannen – Erweitern:

Halten Sie diese Position und entspannen Sie bewusst die Muskulatur. Dabei atmen Sie gleichmäßig weiter. Wenn die Dehnspannung nach einigen Sekunden nachlässt, ziehen Sie das Knie weiter zum Körper, bis Sie einen erneuten Reiz spüren.

Anspannen – Entspannen – Erweitern:

Spannen Sie das gebeugte Bein gegen die Hände, ohne die Beinposition zu verändern. Entspannen Sie kurz die aktivierte Muskulatur, wobei Sie die Position beibehalten. Schließlich ziehen Sie das Knie weiter zum Körper.

Nachdem Sie in der ersten Position gedehnt haben, bewegen Sie das Bein etwas nach unten und greifen Sie es unterhalb der Kniekehle. Strecken Sie das Bein und ziehen Sie es gestreckt in Richtung Oberkörper, bis Sie eine Dehnspannung spüren. Wiederholen Sie dann die zuvor ausgeführte Dehnmethode.

Das andere Bein bleibt auf dem Boden liegen. Wenn Sie es dort nicht halten können, ist die Hüftbeugemuskulatur verkürzt. Dann müssen Sie das liegende Bein durchgehend aktiv nach unten drücken. Zusätzlich sollten Sie die verkürzte Muskulatur in den nächsten Trainingseinheiten intensiv dehnen.

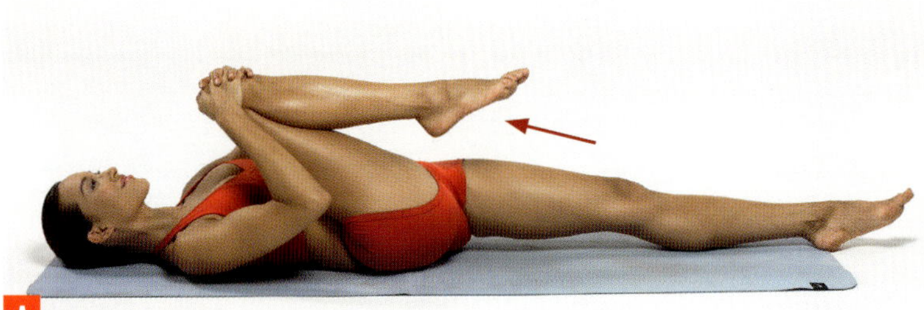
A

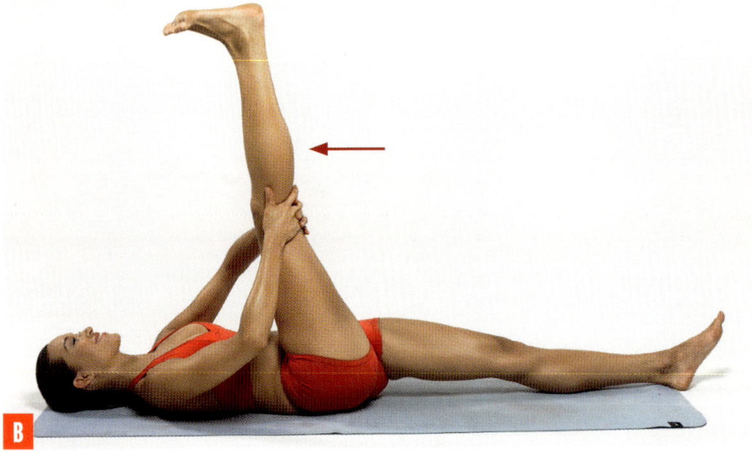
B

A: Die erste Dehnposition.
B: Die zweite Dehnposition.

Variante:
Sind Sie noch nicht so beweglich wie die Darstellerin, dann legen Sie für die zweite Dehnposition ein Handtuch oder ein Seil um den Fuß oder die Oberschenkelrückseite und ziehen Sie so das Bein hoch. Wenn Sie eine lange Sporthose tragen, dann können Sie das Hosenbein zum Ziehen fassen.

Sie können die Fußzehen weiter anziehen, um eine intensivere Dehnung der Wadenmuskulatur sowie eine Nervendehnung zu erreichen. Diese Variante sollte jedoch nur kurzzeitig ausgeführt werden.

Dehnung am Türrahmen:
Liegen bei Ihnen an der hinteren Oberschenkelmuskulatur und am unteren Rücken deutliche Beweglichkeitsdefizite vor, dann können Sie wie folgt vorgehen: Legen Sie sich vor einen Türrahmen und positionieren Sie das innere Bein gebeugt mit der Ferse an den Rahmen, so dass die Oberschenkelrückseite zum Rahmen weist. Das andere Bein liegt zwischen dem Türrahmen gestreckt am Boden. Nun rutschen Sie mit der Ferse am Rahmen entlang nach oben, bis sich die Dehnspannung einstellt. Halten Sie die Dehnposition für zwei bis drei Minuten und führen Sie die Übung dreimal durch.

Wenn Sie diese Übung alle zwei bis drei Tage über etwa zwei Monate hinweg einsetzen, werden Sie deutliche Verbesserungen erreichen. Führen Sie die Übung aber nur aus, wenn weder eine Verletzung noch Muskelkater an der hinteren Oberschenkelmuskulatur vorliegen.

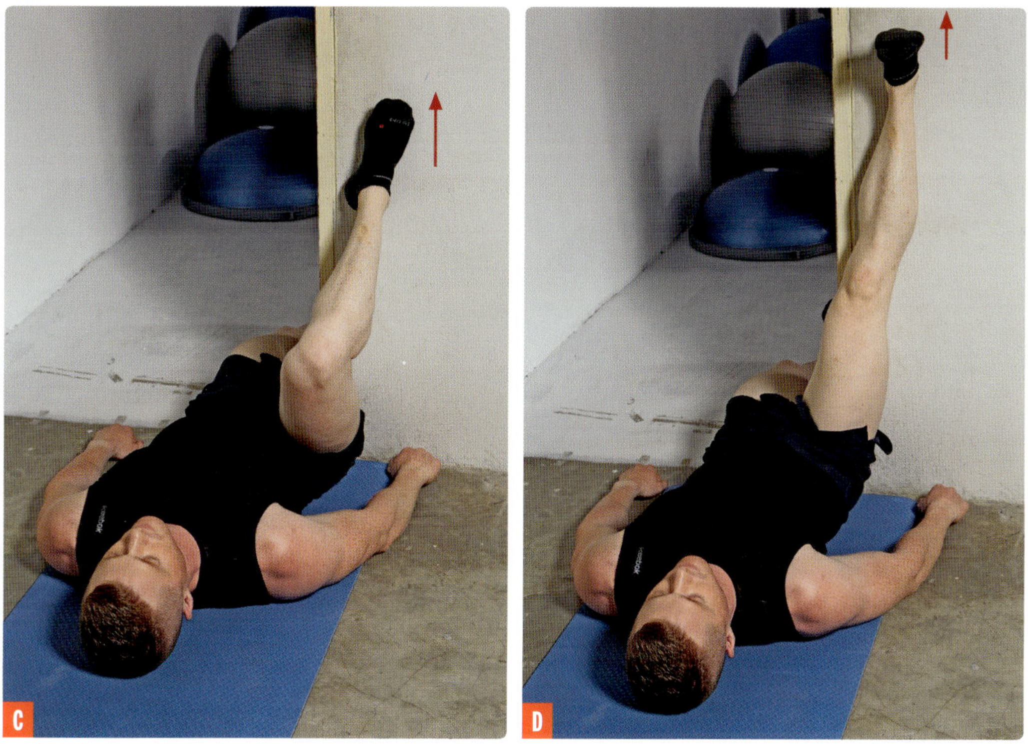

C–D: Der Bewegungsablauf bei der Übung am Türrahmen.

D 31: Oberkörper vorbeugen zu vorgestrecktem Bein

Dehnung:
●● hintere Oberschenkel-, Waden- und untere Rückenmuskulatur

Ausgangsposition:
Aus dem geraden Stand stellen Sie ein Bein nach vorne und beugen das hintere Bein etwas. Schieben Sie nun das Becken nach vorne und bewegen Sie gleichzeitig den Oberkörper vor, so dass Sie einen leichten Dehnreiz spüren.

Entspannen – Erweitern:
Halten Sie diese Position und entspannen Sie bewusst die Muskulatur. Dabei atmen Sie gleichmäßig weiter. Wenn die Dehnspannung nach einigen Sekunden nachlässt, bewegen Sie den Oberkörper weiter nach vorne, bis Sie einen erneuten Reiz spüren.

Anspannen – Entspannen – Erweitern:
Spannen Sie das gestreckte Bein gegen den Boden und den unteren Rücken nach hinten oben, ohne die Ausgangsstellung zu verändern. Entspannen Sie kurz die aktivierte Muskulatur, wozu Sie die Position beibehalten. Schließlich lehnen Sie den Oberkörper weiter nach vorne.

Variante:
Sie können auch kniend auf dem Boden üben. Dazu wird ein Bein nach vorne gestreckt und das andere auf dem Unterschenkel abgestellt. Alternativ können Sie den Fuß auf einem Gegenstand ablegen.

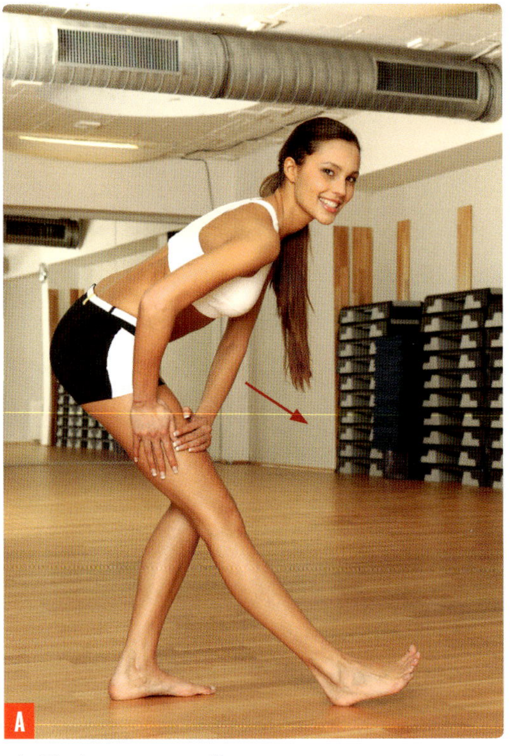

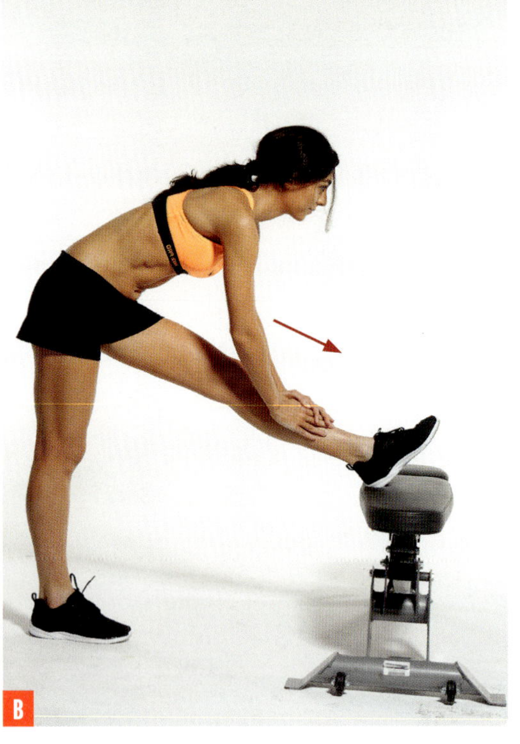

A: Die Ausgangsposition.
B: Die Variante mit erhöhtem Fuß.

D 32: Oberkörper vorbeugen im Sitz mit gestreckten Beinen

Dehnung:

●● hintere Oberschenkel- und Rückenmuskulatur

● Wadenmuskulatur

Ausgangsposition:

Sie sitzen mit gestreckten Beinen auf dem Boden. Schieben Sie das Becken und gleichzeitig den Oberkörper nach vorne, bis Sie einen leichten Dehnreiz spüren. Bewegen Sie sich dabei, als würden Sie am Brustbein nach vorne gezogen werden.

Entspannen – Erweitern:

Halten Sie diese Position und entspannen Sie bewusst die Muskulatur. Dabei atmen Sie gleichmäßig weiter. Wenn die Dehnspannung nach einigen Sekunden nachlässt, bewegen Sie den Oberkörper weiter nach vorn, bis Sie einen erneuten Reiz spüren.

Anspannen – Entspannen – Erweitern:

Spannen Sie die Beine gegen den Boden und den unteren Rücken nach hinten, ohne die Ausgangsposition zu verändern. Entspannen Sie kurz die aktivierte Muskulatur, wobei Sie die Position beibehalten. Schließlich bewegen Sie den Oberkörper weiter nach vorne.

Variante:

Anschließend können Sie die Zehen anziehen, um die Dehnung der Wadenmuskulatur zu verstärken. Fortgeschrittene können dazu die Zehen fassen.

Weit Fortgeschrittene können den Oberkörper so weit nach vorne bringen, dass sie den Kopf auf den Beinen ablegen können. Dabei bleibt der Kopf in gerader Verlängerung des Oberkörpers und wird nicht nach vorne abgeknickt.

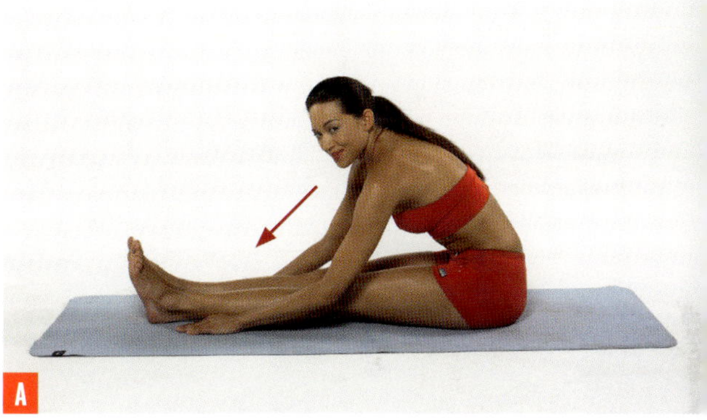

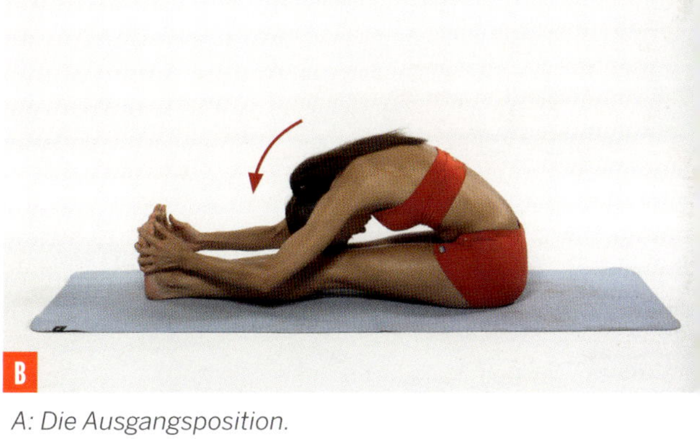

A: Die Ausgangsposition.
B: Die Variante für Fortgeschrittene.

D 33: Oberkörper vorbeugen im Stand mit gestreckten Beinen

Dehnung:

●● hintere Oberschenkel- und Rückenmuskulatur

● Wadenmuskulatur

Ausgangsposition:

Sie stehen gerade; die Füße sind eng beieinander und die Knie sind durchgedrückt. Bewegen Sie langsam den Oberkörper in Richtung Boden, bis Sie einen leichten Dehnreiz spüren.

Entspannen – Erweitern:

Halten Sie diese Position und entspannen Sie bewusst die Muskulatur. Dabei atmen Sie gleichmäßig weiter. Wenn die Dehnspannung nach einigen Sekunden nachlässt, bewegen Sie den Oberkörper weiter nach unten, bis Sie einen erneuten Reiz spüren.

Anspannen – Entspannen – Erweitern:

Spannen Sie die gestreckten Beine nach hinten und den unteren Rücken nach oben, ohne die Ausgangsposition zu verändern. Entspannen Sie kurz die aktivierte Muskulatur, wobei Sie die Position beibehalten. Schließlich bewegen Sie Ihren Oberkörper weiter nach unten.

Variante

Fortgeschrittene können mit dem Kopf die Oberschenkel berühren. Beachten Sie hierbei, dass Sie den Kopf nicht mit Kraft nach vorne ziehen, sondern den gesamten Oberkörper senken.

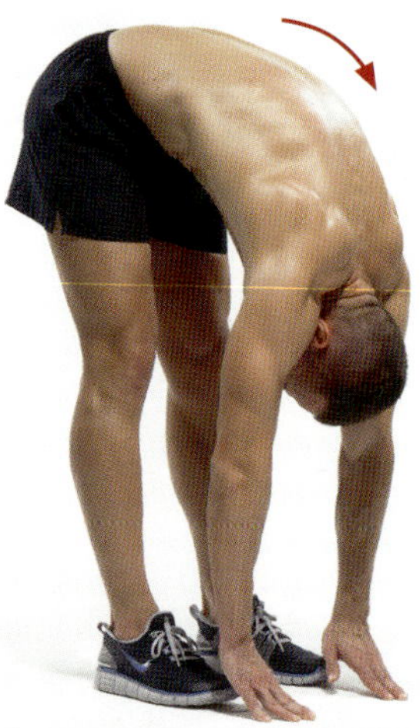

A

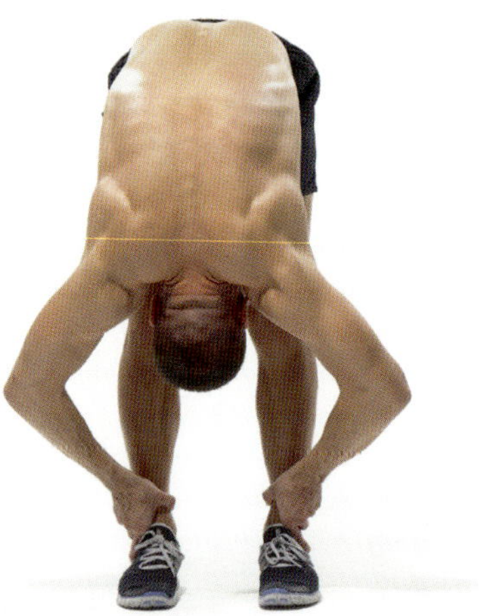

B

A: Die vorgebeugte Position.
B: Die Variante für Fortgeschrittene.

D 34: Vorwärtsspagat

Dehnung:

●● hintere Oberschenkel-, Hüftbeuge- und vordere Oberschenkelmuskulatur

● innere Oberschenkelmuskulatur

Ausgangsposition:

Sie befinden sich im Ausfallschritt und legen den hinteren Unterschenkel auf dem Boden ab, um die Position zu stabilisieren. Zusätzlich können Sie sich mit den Händen auf dem Boden abstützen. Drücken Sie langsam die Hüfte und zugleich das vordere Bein vor, bis Sie einen leichten Dehnreiz spüren.

Entspannen – Erweitern:

Halten Sie diese Position und entspannen Sie bewusst die Muskulatur. Dabei atmen Sie gleichmäßig weiter. Wenn die Dehnspannung nach einigen Sekunden nachlässt, schieben Sie das Bein weiter vorwärts, bis Sie einen erneuten Reiz spüren.

Anspannen – Entspannen – Erweitern:

Spannen Sie die Beine gegen den Boden, ohne die Ausgangsposition zu verändern. Dann entspannen Sie kurz die aktivierte Muskulatur, wobei Sie die Position beibehalten. Schließlich schieben Sie das Bein weiter nach vorne.

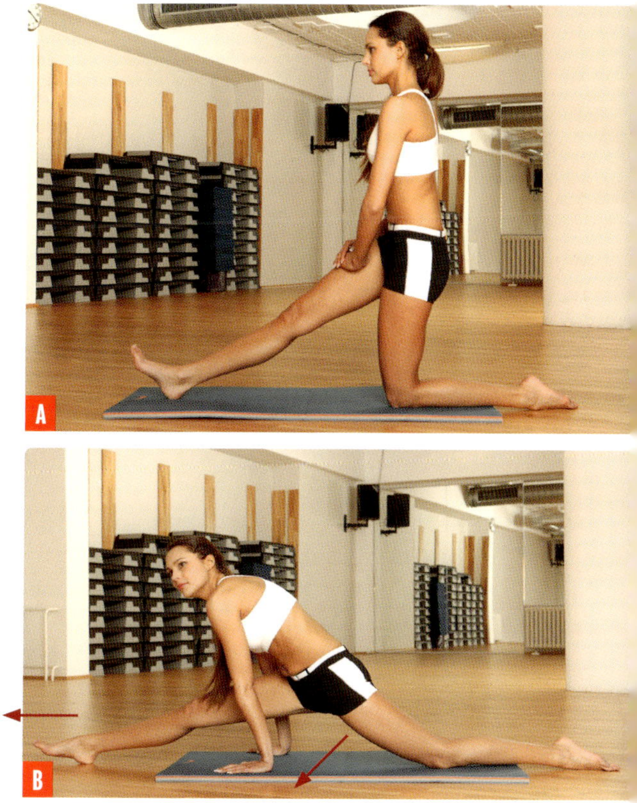

A–B: Der Bewegungsablauf.

Variante:

Fortgeschrittene setzen sich mit den gestreckten Beinen auf dem Boden ab.

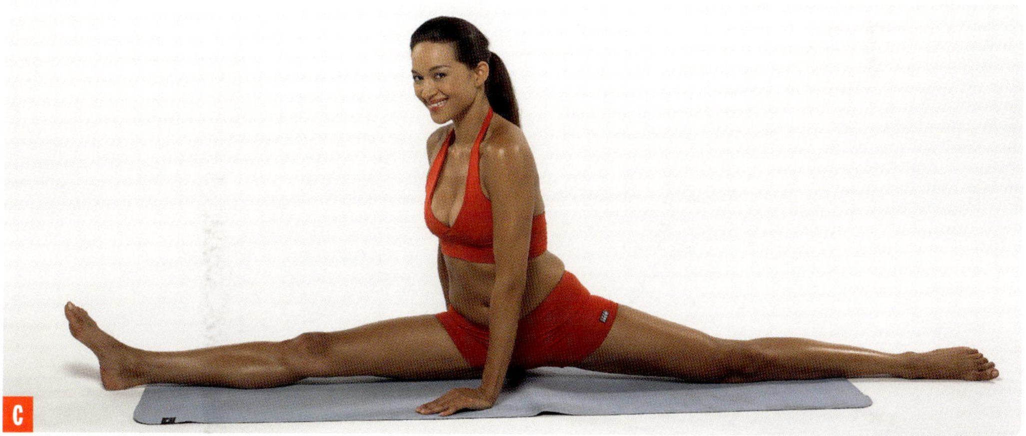

C: Der Vorwärtsspagat.

10 Innere Oberschenkelmuskulatur

Für die meisten Sportarten ist keine besondere Beweglichkeit der inneren Oberschenkelmuskulatur notwendig, doch müssen zumindest seitliche Ausfallschritte von mittlerem Umfang möglich sein. Eine verspannte beziehungsweise verkürzte Muskulatur führt recht häufig zu einer Zerrung an dieser Körperpartie, woraus einige Wochen Trainingspause resultieren können. Ist die Beweglichkeit langfristig stark eingeschränkt, kann dies u.a. zu Hüftbeschwerden führen.

Sie können Ihre Beweglichkeit testen, indem Sie im Grätschstand die Beine so weit wie möglich auseinandernehmen, bis sich eine leichte Dehnspannung einstellt. Wenn Sie in dieser Position die Unterarme auf dem Boden aufstellen können, dann besitzen Sie eine gute Beweglichkeit. Sie sollten aber zumindest die Handflächen auf den Boden bringen können. Erreichen Sie mit den Händen nicht locker den Boden, dann widmen Sie sich in den nächsten Trainingseinheiten gezielt dem Dehnen dieser Muskelgruppe, bis Sie die gewünschte Beweglichkeit erreichen (»Dehnung an der Wand« siehe Seite 85).

Fühlen Sie vor einer Sporteinheit, dass die innere Oberschenkelmuskulatur verspannt ist, dann können Sie sich mit der Hartschaumrolle abrollen und diese Muskeln andehnen (Halten der Dehnposition bis maximal zehn Sekunden), um Verletzungen vorzubeugen und eine bessere Leistungsbereitschaft zu erreichen. Nach dem Training helfen Abrollen und Dehnen, die Regenerationsprozesse einzuleiten, und verhindern, dass sich die Muskulatur verspannt.

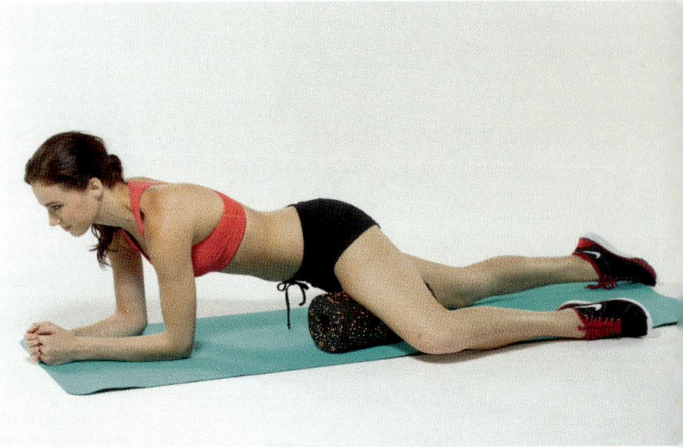

Sie können die Muskulatur im Unterarmstütz abrollen. Das Übungsbein wird entweder gebeugt gehalten oder seitlich ausgestreckt.

Wenn Bereiche der inneren Oberschenkelmuskulatur stark schmerzen, dann massieren Sie die Muskulatur mit der großen Rolle; für kleine Stellen ist die große Kugel gut geeignet, da dann viel Druckintensität aufgebaut werden kann. Bereits nach wenigen Wochen mit regelmäßigem Abrollen wird die Muskulatur elastischer, und die Schmerzen verschwinden.

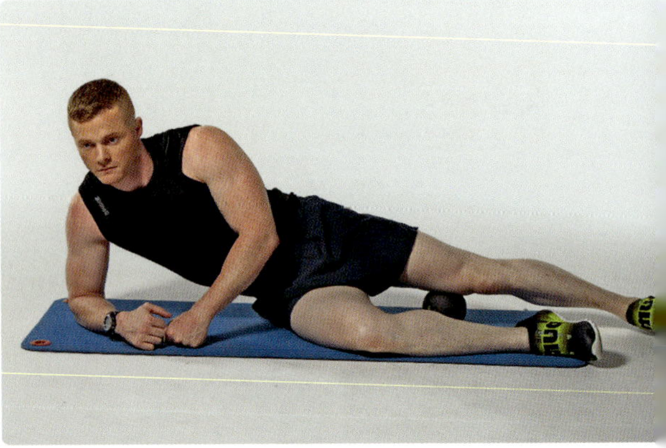

Das Abrollen ist auch in Seitenlage möglich, indem Sie das untere Bein vor dem Körper halten. Nutzen Sie für eine großflächige Massage die große Rolle und für die Behandlung von kleinen schmerzenden Stellen die große Kugel.

D35: Knie nach außen senken im Sitz

Dehnung:

●● innere Oberschenkelmuskulatur

Ausgangsposition:

Sie sitzen aufrecht, die Fußsohlen liegen aneinander, und die Knie zeigen nach außen. Ziehen Sie die Füße so weit wie möglich zum Gesäß und schieben Sie das Becken nach vorne. Entspannen Sie die Beine und lassen sie sinken, bis Sie einen leichten Dehnreiz spüren. Mit den Ellbogen oder Händen können Sie den Druck nach unten verstärken.

Entspannen – Erweitern:

Halten Sie diese Position und entspannen Sie bewusst die Muskulatur. Dabei atmen Sie gleichmäßig weiter. Wenn die Dehnspannung nach einigen Sekunden nachlässt, drücken Sie die Knie mit den Ellbogen oder Händen vorsichtig nach unten, bis Sie einen erneuten Reiz spüren.

Anspannen – Entspannen – Erweitern:

Spannen Sie die Knie gegen die Ellbogen oder Hände, ohne die Position der Knie zu verändern. Dann entspannen Sie kurz die aktivierte Muskulatur, wobei Sie die Position beibehalten. Schließlich drücken Sie die Knie weiter nach unten.

Variante:

Fortgeschrittene können den Oberkörper nach vorne ablegen und so auch die Rückenmuskulatur dehnen.

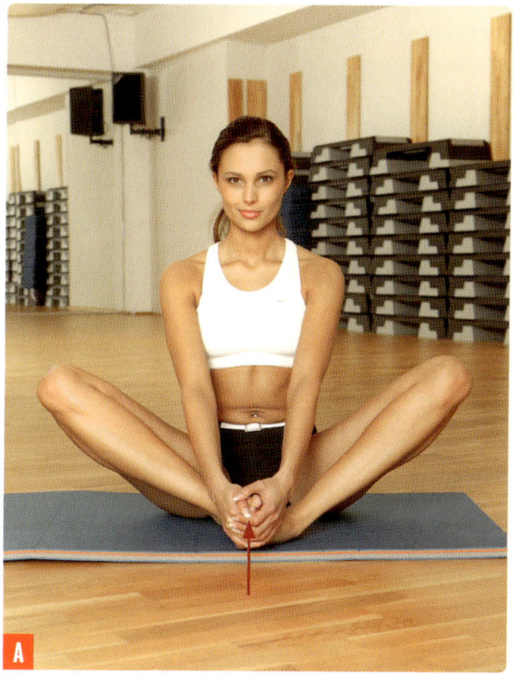

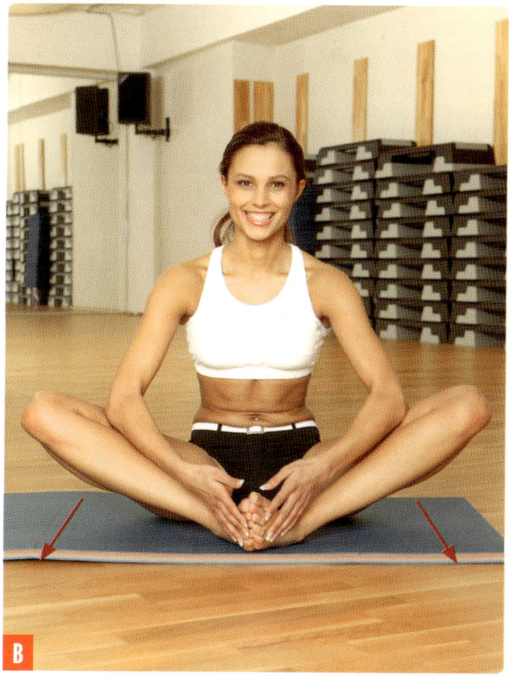

A–B: Der Bewegungsablauf.

D 36: Beine nach außen senken in Rückenlage

Dehnung:

●● innere Oberschenkelmuskulatur

● hintere Oberschenkelmuskulatur

Ausgangsposition:
Sie befinden sich in Rückenlage. Die gebeugten Beine sind in der Luft, wobei die Oberschenkel etwa senkrecht stehen. Entspannen Sie die Beine und lassen Sie diese unter der Last des Eigengewichts sinken, bis Sie einen leichten Dehnreiz spüren. Mit den Händen können Sie den Druck etwas verstärken.

Entspannen – Erweitern:
Halten Sie diese Position und entspannen Sie bewusst die Muskulatur. Dabei atmen Sie gleichmäßig weiter. Wenn die Dehnspannung nach einigen Sekunden nachlässt, drücken Sie die Knie mit den Händen nach unten, bis Sie einen erneuten Reiz spüren.

Anspannen – Entspannen – Erweitern:
Spannen Sie die Beininnenseiten gegen die Hände, ohne die Beinposition zu verändern. Dann entspannen Sie kurz die aktivierte Muskulatur, wobei Sie die Position beibehalten. Schließlich bewegen Sie die Knie weiter nach unten.

Sie können einen zweiten Dehnschritt ergänzen. Dazu führen Sie die Knie wieder etwas zusammen und strecken langsam die Beine durch. Senken Sie nun die gestreckten Beine seitlich, bis Sie einen leichten Dehnreiz spüren, und wiederholen die zuvor ausgeführte Dehnmethode.

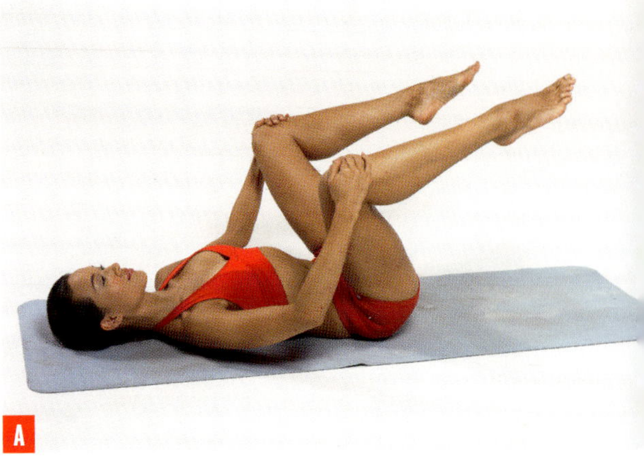
A

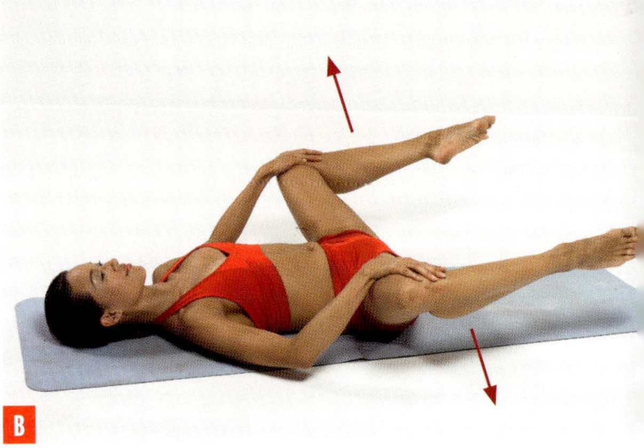
B

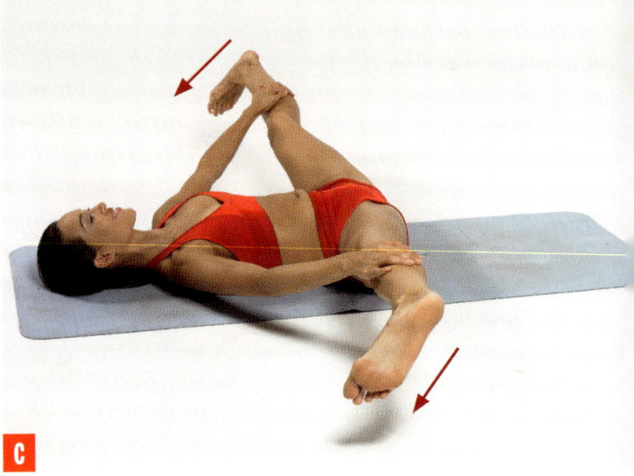
C

A–B: Der Bewegungsablauf beim Kniesenken.
C: Das gestreckte Beinsenken.

Variante:
Einsteiger können die Übung mit den Fußkanten am Boden ausführen.

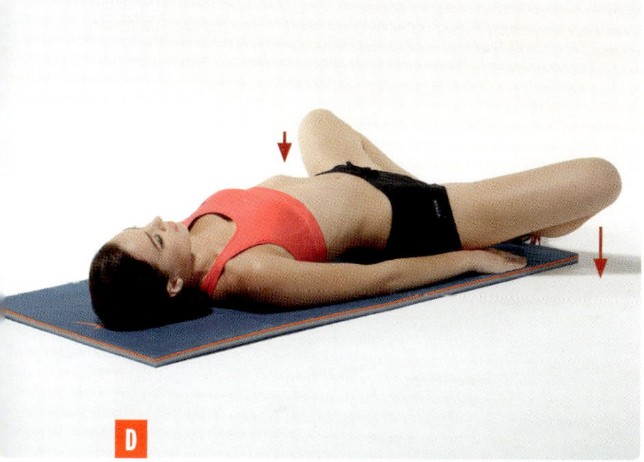

D: Die Variante für Einsteiger.

Dehnung an der Wand:
Wenn Sie ein deutliches Defizit bei der inneren Beinmuskulatur haben beziehungsweise sich der seitlichen Spagatposition nähern wollen, dann können Sie wie folgt üben: Legen Sie sich auf den Rücken vor eine glatte Wand; die Beine sind nach oben gestreckt, und das Gesäß ist möglichst nahe an der Wand. Lassen Sie die gestreckten Beine unter der Last des Eigengewichts sinken, bis Sie einen leichten Dehnreiz spüren. Sie können den Druck mit den Händen etwas intensivieren. Achten Sie darauf, dass die Beine und das Gesäß an der Wand bleiben. Verbleiben Sie zwei bis drei Minuten in der Dehnposition und führen Sie drei Durchgänge aus. Konzentrieren Sie sich dabei auf das Loslassen, d. h. das bewusste Entspannen der inneren Oberschenkelmuskulatur, damit der Körper sich an die Position gewöhnt.

Wenn Sie diese Übung alle zwei bis drei Tage über einige Wochen hinweg ausführen, dann werden Sie schnell deutliche Beweglichkeitsverbesserungen erzielen. Falls Sie allerdings Schmerzen verspüren, beispielsweise an den Knieinnenseiten, müssen Sie umgehend die Dehnung verringern beziehungsweise sich aus der Dehnposition herausbewegen.

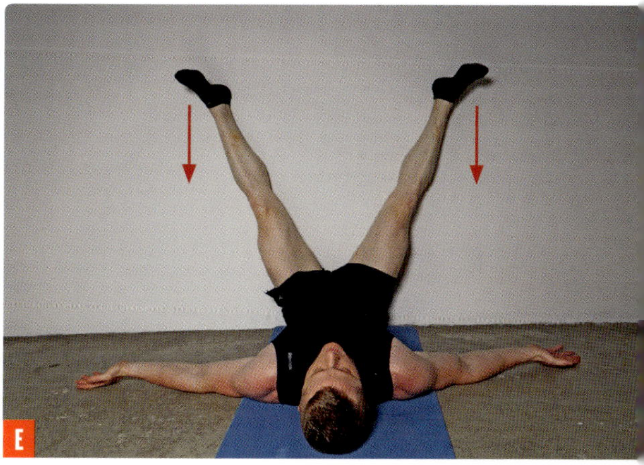

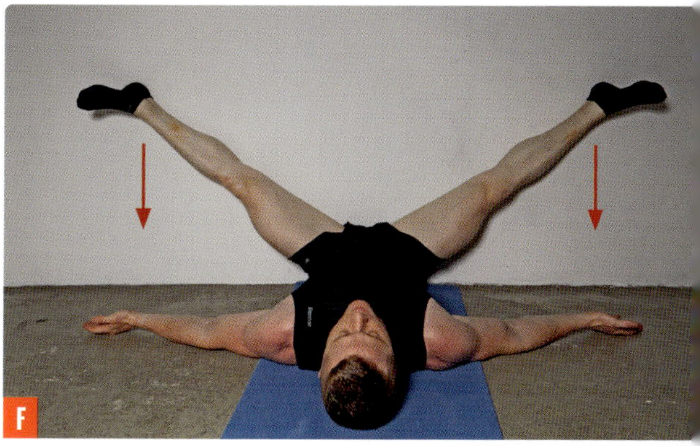

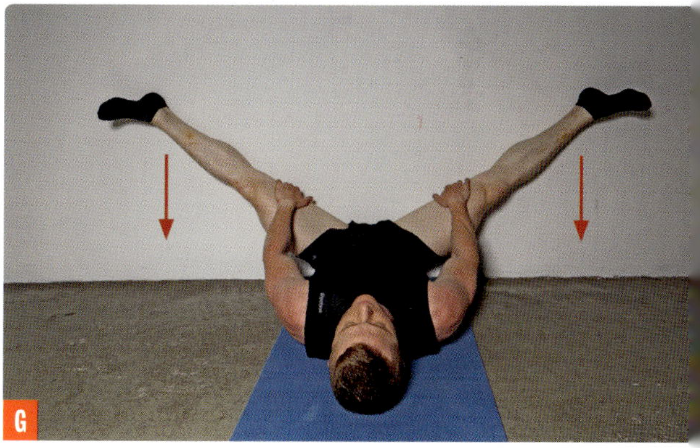

E–F: Der Bewegungsablauf an der Wand.
G: Mit den Händen können Sie den Druck intensivieren.

D 37: Gestreckte Beine nach außen bewegen im Sitz

Dehnung:

●● innere und hintere Oberschenkel- und Wadenmuskulatur

Ausgangsposition:

Setzen Sie sich aufrecht hin; die Beine sind nach außen gestreckt und die Hände hinter dem Gesäß aufgestützt. Schieben Sie das Becken nach vorn und bewegen Sie dabei die Beine immer weiter nach außen, bis Sie einen leichten Dehnreiz spüren.

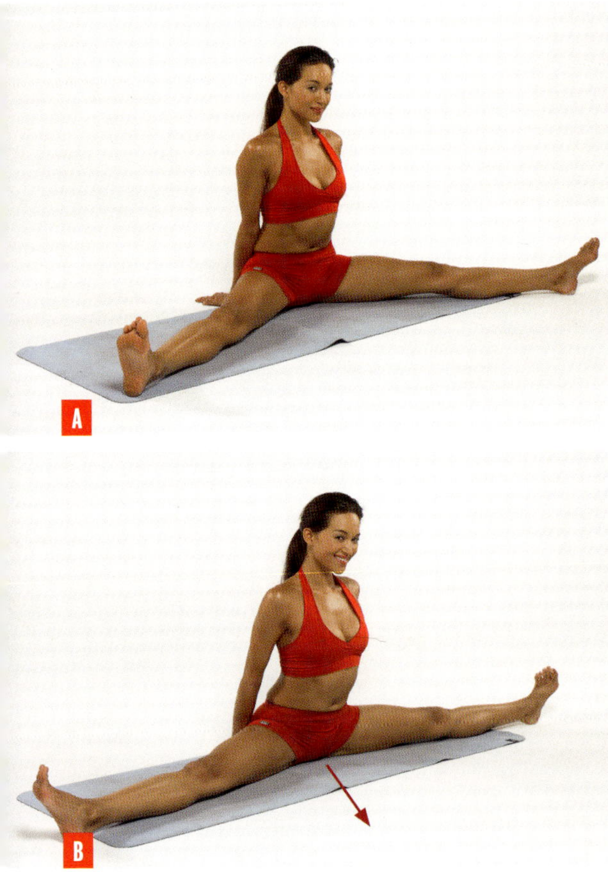

A–B: Der Bewegungsablauf beim Vorschieben des Beckens.

Entspannen – Erweitern:

Halten Sie diese Position und entspannen Sie bewusst die Muskulatur. Dabei atmen Sie gleichmäßig weiter. Wenn die Dehnspannung nach einigen Sekunden nachlässt, schieben Sie Ihr Becken weiter vor und zugleich die Beine weiter nach außen, bis Sie einen erneuten Reiz spüren.

Anspannen – Entspannen – Erweitern:

Spannen Sie die Beininnenseiten vor, ohne die Beine tatsächlich zu bewegen. Dann entspannen Sie kurz die aktivierte Muskulatur, wobei Sie die Position beibehalten. Schließlich schieben Sie das Becken weiter vor und die Beine weiter auseinander.

Ausführung gegen eine Wand

Einsteiger führen die Übung am besten gegen eine Wand aus, da sie sich so leichter kontrollieren lässt. Bei Schmerzen, wie beispielsweise an den Fußgelenken oder den Oberschenkelinnenseiten, reduzieren Sie umgehend die Dehnspannung.

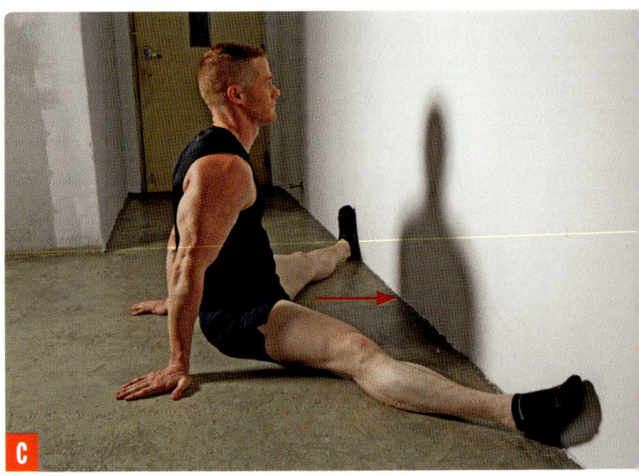

C: Die Übung gegen eine Wand.

D 38: Oberkörper vorbewegen im Sitz bei abgespreizten Beinen

Dehnung:

●● innere und hintere Oberschenkel- und Rückenmuskulatur

● Wadenmuskulatur

Ausgangsposition:

Schieben Sie zuerst im Sitz die Beine nach außen (wie in Übung »D 37« beschrieben) und stellen Sie dann die Hände vor dem Körper ab. Führen Sie die Arme nach vorne, bis Sie einen leichten Dehnreiz spüren. Dabei bewegen Sie den Oberkörper, als würden Sie am Brustbein nach vorne gezogen, und drücken gleichzeitig das Becken vor.

Entspannen – Erweitern:

Halten Sie diese Position und entspannen Sie bewusst die Muskulatur. Dabei atmen Sie gleichmäßig weiter. Wenn die Dehnspannung nach einigen Sekunden nachlässt, bewegen Sie den Oberkörper weiter vor, bis Sie einen erneuten Reiz spüren.

Anspannen – Entspannen – Erweitern:

Spannen Sie die Beinrückseiten und die Hände gegen den Boden, ohne die Ausgangsposition zu verändern. Dann entspannen Sie kurz die aktivierte Muskulatur, wobei Sie die Position beibehalten. Schließlich bewegen Sie den Oberkörper weiter nach vorn.

Anschließend führen Sie die Übung zur rechten Seite (zweite Dehnposition) und danach zur linken Seite (dritte Dehnposition) aus.

Variante:

Fortgeschrittene können den Oberkörper nach vorne ablegen.

Sie können bei den Bewegungen zur Seite den Oberkörper gerade halten oder seitlich drehen, um unterschiedliche Anteile der Rückenmuskulatur zu dehnen.

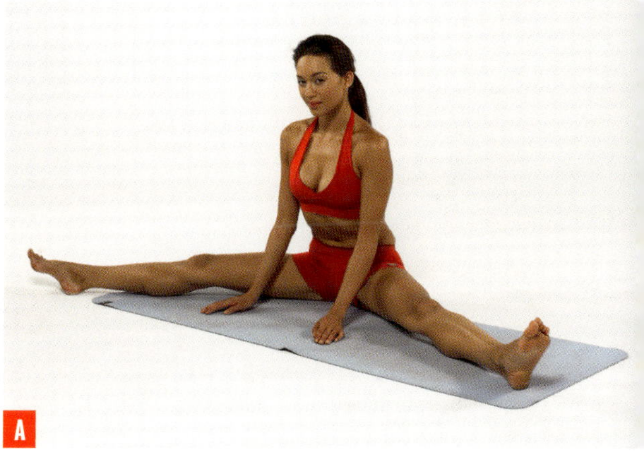

A

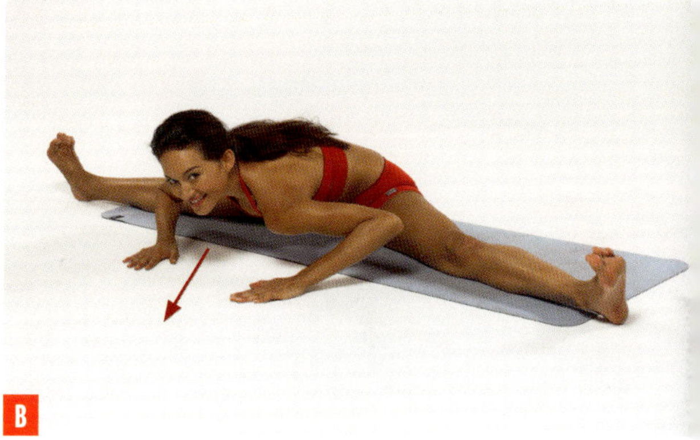

B

A–B: Die Bewegung des Oberkörpers nach vorne (erste Dehnposition).

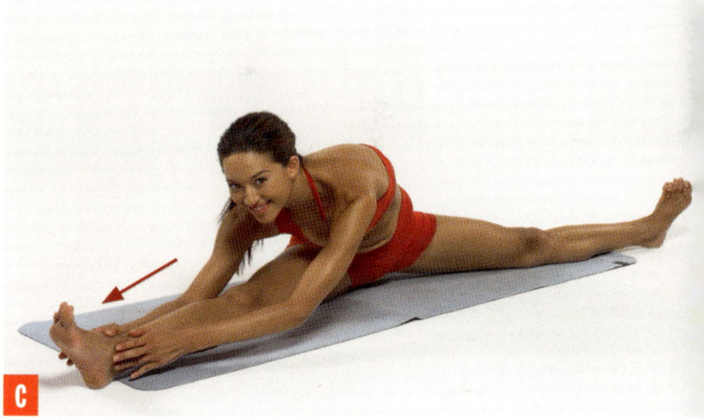

C

C: Die Bewegung zur rechten Seite (zweite Dehnposition).

D 39: Grätschstand

Dehnung:

●● innere Oberschenkelmuskulatur

● Waden- und hintere Oberschenkelmuskulatur

Ausgangsposition:
Aus dem aufrechten Stand spreizen Sie die Beine, bis Sie eine leichte Dehnspannung spüren. Achten Sie darauf, dass das Becken vorne bleibt und nicht nach hinten ausweicht.

Entspannen – Erweitern:
Halten Sie diese Position und entspannen Sie bewusst die Muskulatur (erste Dehnposition). Dabei atmen Sie gleichmäßig weiter. Wenn die Dehnspannung nach einigen Sekunden nachlässt, beugen Sie ein Bein, bis Sie einen erneuten Reiz spüren (zweite Dehnposition). Verbleiben Sie in dieser Position und wiederholen Sie die Dehnmethode.

Anspannen – Entspannen – Erweitern:
Spannen Sie die Beininnenseiten gegen den Boden, ohne die Ausgangsposition zu verändern (erste Dehnposition). Dann entspannen Sie kurz die aktivierte Muskulatur. Nun beugen Sie ein Bein, bis Sie einen erneuten Reiz spüren (zweite Dehnposition). Verbleiben Sie in dieser Position und wiederholen Sie die Dehnmethode.

Danach strecken Sie das Bein und führen die Übung zur anderen Seite aus (dritte Dehnposition). Anschließend bewegen Sie beide Beine weiter nach außen, bis Sie einen erneuten Dehnreiz spüren, und wiederholen die Dehnungen.

Variante:
Sie können sich mit den Händen auf dem Boden oder auf einem Stuhl vor sich abstützen; so wird ein Teil des Gewichtes auf die Hände verlagert, und die Übung lässt sich kontrollierter ausführen.

Fortgeschrittene können sich bis in den seitlichen Spagat bewegen.

Alternativ können Sie die Muskulatur einseitig dehnen. Dazu legen Sie ein Bein seitlich auf einen Gegenstand auf und schieben den Fuß so weit weg, bis Sie die leichte Dehnspannung spüren.

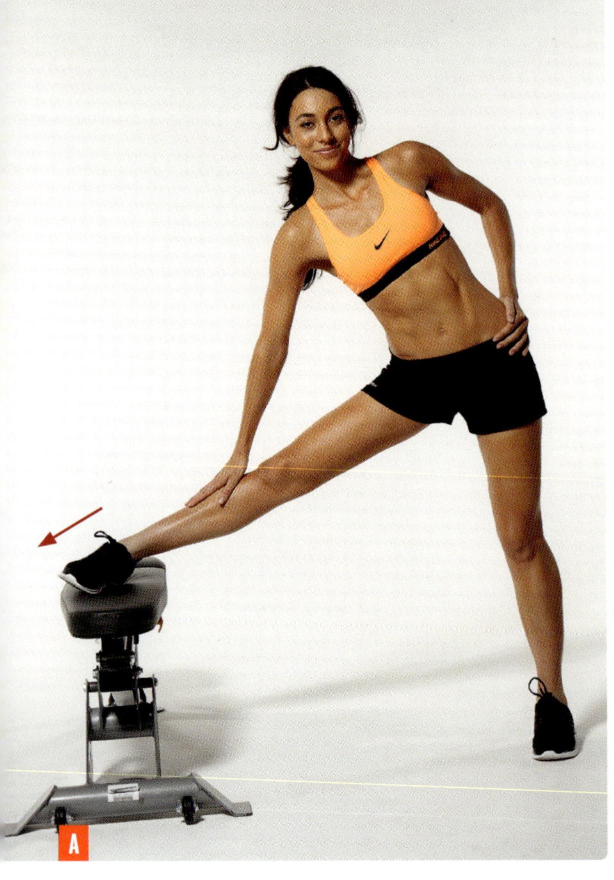

A: Die einseitige Variante, in der das Bein seitlich auf einen Gegenstand aufgelegt wird. Dies ist eine gute Einstiegsvariante, wenn beim »Grätschstand« der Druck des Körpergewichts noch zu groß ist und es zu Schmerzen an der Knieinnenseite kommen sollte.

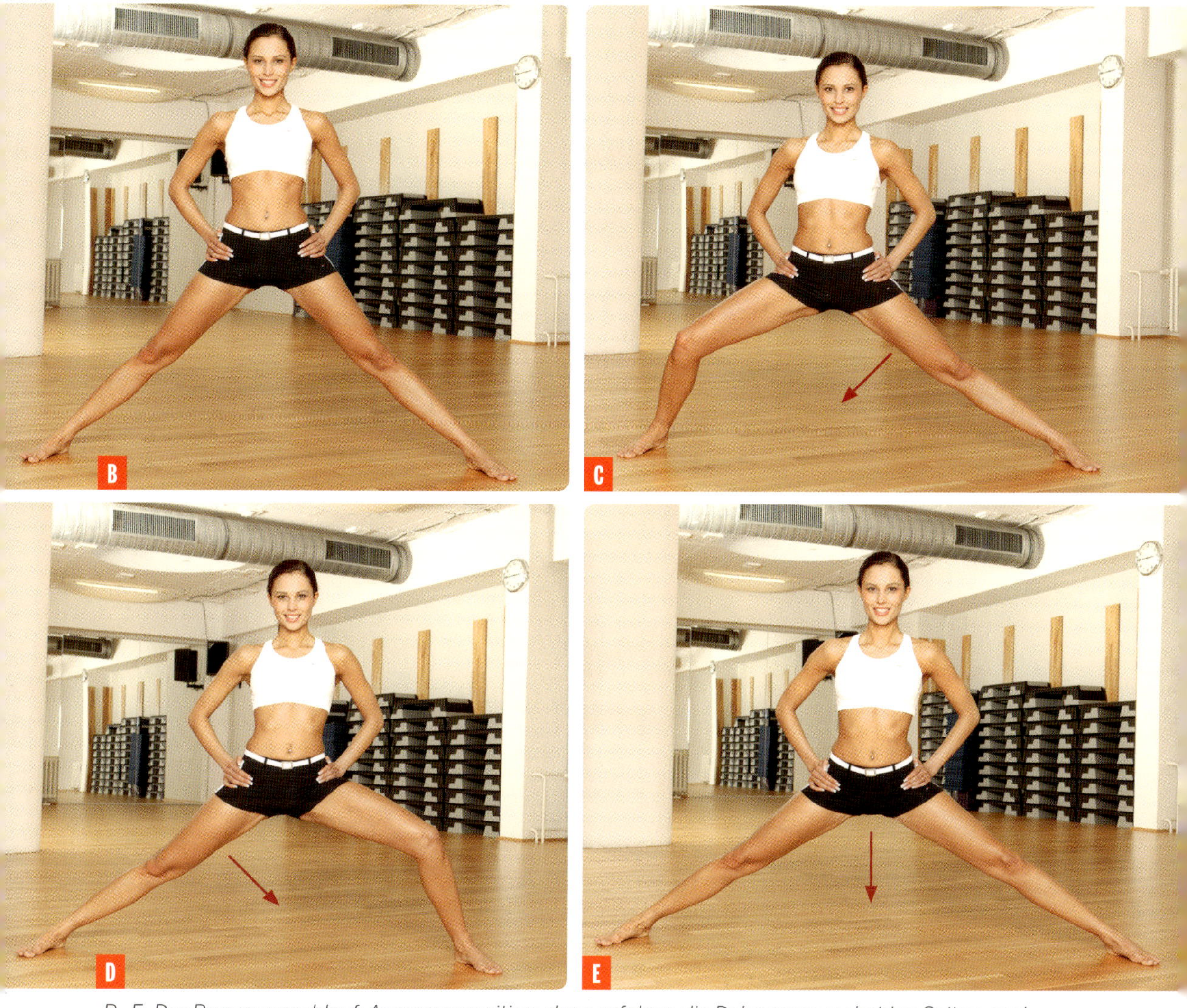

B–E: Der Bewegungsablauf: Ausgangsposition, dann erfolgen die Dehnungen zu beiden Seiten, und schließlich können Sie sich tiefer bewegen.

11 Gesäß- und äußere Oberschenkelmuskulatur

Die Gesäß- und die äußere Oberschenkelmuskulatur sind bei den meisten Fitnesssportlern beweglich genug. Falls Sie an diesen Körperstellen jedoch Einschränkungen haben sollten, welche sich darin äußern können, dass diese Muskeln sowie die sich dort befindenden Sehnen zu Verletzungen neigen, dann üben Sie intensiv mit den folgenden Dehnübungen, bis Sie sich die benötigte Beweglichkeit angeeignet haben.

Fühlen Sie Verspannungen dieser Muskelgruppen beziehungsweise Verklebungen der umliegenden Faszien vor dem Training, dann führen Sie ein Andehnen der Muskulatur aus. Zusätzlich können Sie die Hartschaumrolle einsetzen, was auch nach dem Training sinnvoll ist, um die Regenerationsprozesse zu beschleunigen.

Wenn Bereiche an der Gesäß- und der äußeren Oberschenkelmuskulatur stark schmerzen, dann massieren Sie liegend die Muskulatur mit der großen Rolle; für kleine Stellen ist die große Kugel gut geeignet, da mit ihr viel Druckintensität aufgebaut werden kann. Die äußere Oberschenkelmuskulatur können Sie alternativ auch mit der kleinen Kugel im Sitz bearbeiten. Bereits nach wenigen Wochen mit regelmäßigem Abrollen wird die Muskulatur elastischer, und die Schmerzen verschwinden.

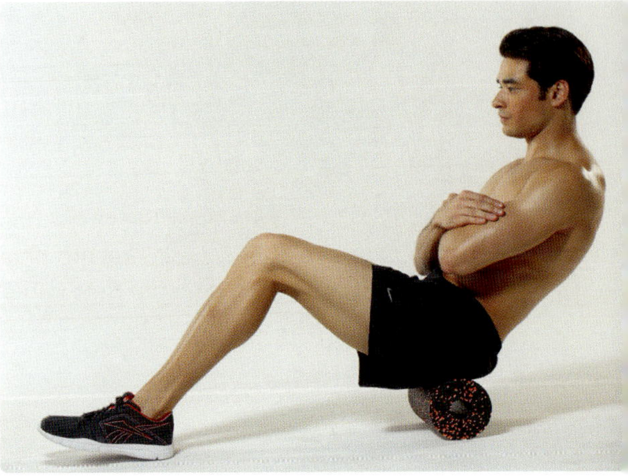

Um die Gesäßmuskulatur zu massieren, setzen Sie sich auf die große Rolle. Für ein intensives einseitiges Bearbeiten nutzen Sie die große Massagekugel und setzen sich mit einer Gesäßhälfte darauf. Sie können sich mit den Händen abstützen, um den Druck zu kontrollieren.

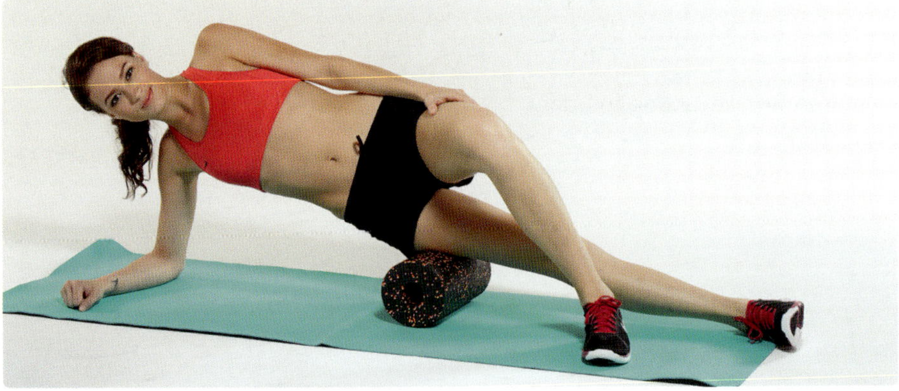

Das Abrollen der äußeren Oberschenkelmuskulatur machen Sie am besten in Seitenlage. Sie können den Druck verringern, indem Sie das obere Bein gebeugt vor den Körper stellen. Sehr intensiv wird die Massage, wenn Sie eine große Massagekugel einsetzen.

D 40: Fuß anziehen

Dehnung:
●● Gesäß- und äußere Oberschenkelmuskulatur

Ausgangsposition
Sie setzen sich mit geradem Oberkörper und gestreckten Beinen auf den Boden. Ziehen Sie den rechten Unterschenkel an und nehmen Sie ihn in die Hände oder legen Sie ihn an das linke Knie. Dabei bewegt sich das rechte Knie nach außen. Ziehen Sie das rechte Bein näher zum Körper, bis Sie einen leichten Dehnreiz spüren.

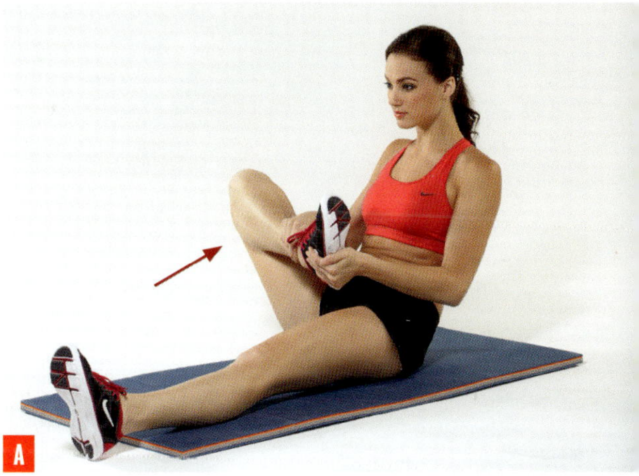

A: Das Anziehen mit der Hand im Sitz.

Entspannen – Erweitern:
Halten Sie diese Position und entspannen Sie bewusst die Muskulatur. Dabei atmen Sie gleichmäßig weiter. Wenn die Dehnspannung nach einigen Sekunden nachlässt, ziehen Sie den rechten Unterschenkel weiter zu sich, bis Sie einen erneuten Reiz spüren.

Anspannen – Entspannen – Erweitern:
Spannen Sie den rechten Fuß gegen die Hände oder gegen das linke Knie, ohne die Ausgangsposition zu verändern. Dann entspannen Sie kurz die aktivierte Muskulatur, wobei Sie die Position beibehalten. Schließlich ziehen Sie den rechten Unterschenkel weiter zu sich.

Anschließend führen Sie die Übung mit dem linken Bein aus.

Variante:
Sie können die Übung auch in Rückenlage ausführen. Heben Sie ein Bein gebeugt an und legen Sie den Unterschenkel des Übungsbeines davor.

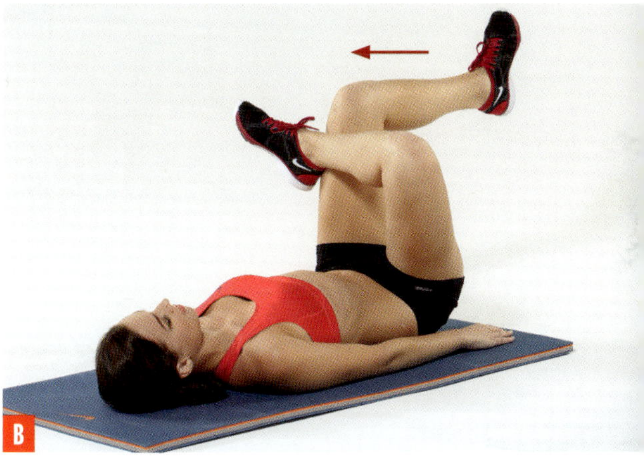

B: Die Variante in Rückenlage. Das Übungsbein wird in die Dehnposition gebracht, indem das andere Bein herangezogen wird.

D 41: Bein nach innen ablegen in Rückenlage

Dehnung:
●● Gesäßmuskulatur, äußere Oberschenkel- und Rückenmuskulatur

Ausgangsposition:
Sie liegen auf dem Rücken; die Arme sind zur Seite gestreckt. Heben Sie das linke Bein an und halten Sie es gebeugt über das rechte Bein. Entspannen Sie das linke Bein und lassen Sie es durch den Druck des Eigengewichts nach rechts unten sinken, bis Sie einen leichten Dehnreiz spüren. Sie können die Übung intensivieren, indem Sie das Bein mit der rechten Hand in Richtung rechte Schulter ziehen. Achten Sie darauf, dass die Schultern auf dem Boden liegen bleiben.

Entspannen – Erweitern:
Halten Sie diese Position und entspannen Sie bewusst die Muskulatur. Dabei atmen Sie gleichmäßig weiter. Wenn die Dehnspannung nach einigen Sekunden nachlässt, ziehen Sie das Bein weiter zur Seite, bis Sie einen erneuten Reiz spüren.

Anspannen – Entspannen – Erweitern:
Spannen Sie das linke Knie gegen die rechte Hand, ohne die Ausgangsposition zu verändern. Dann entspannen Sie kurz die aktivierte Muskulatur, wobei Sie die Position beibehalten. Schließlich ziehen Sie das Bein weiter zur Seite.

Anschließend üben Sie mit dem rechten Bein die Bewegung zur linken Seite.

Variante:
Fortgeschrittene können das Bein gestreckt zur Seite sinken lassen.

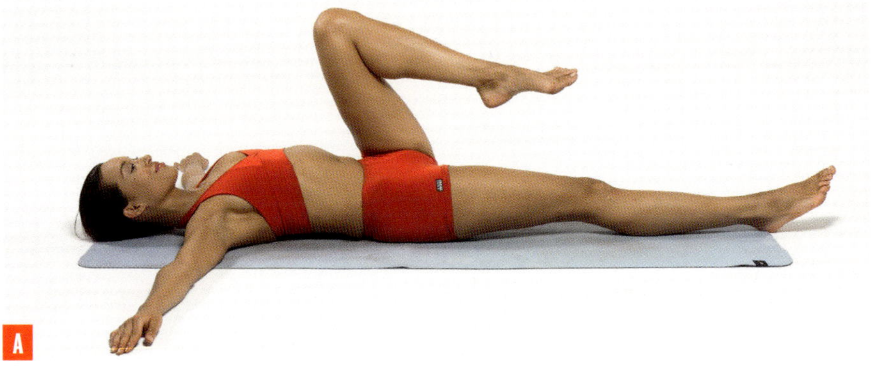

A

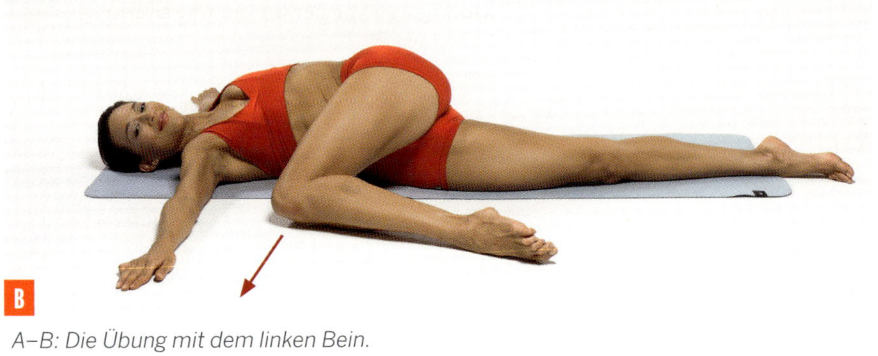

B

A–B: Die Übung mit dem linken Bein.

D 42: Körperdrehung im Sitz

Dehnung:

●● Gesäß-, äußere Oberschenkel- und Rumpfmuskulatur

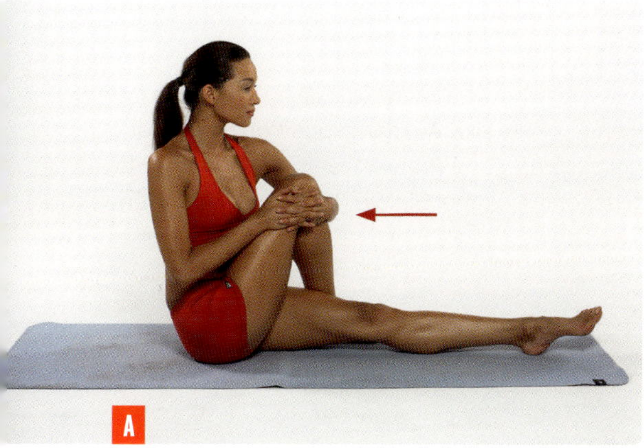

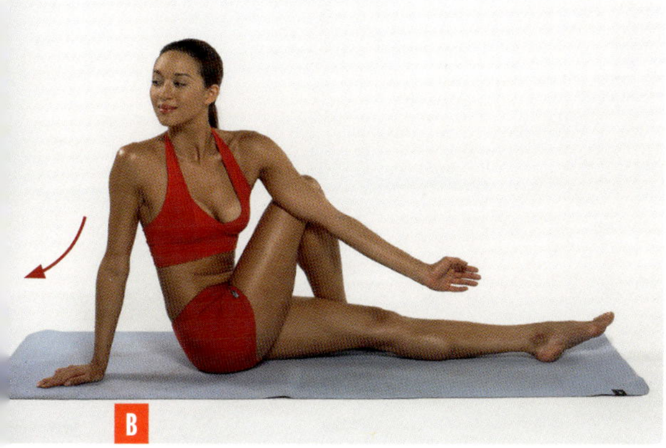

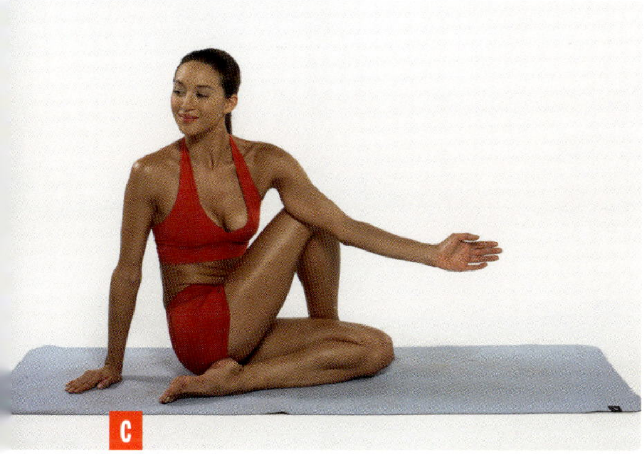

Ausgangsposition:

Sie sitzen mit gestreckten Beinen und aufgerichtetem Oberkörper auf dem Boden. Stellen Sie das rechte Bein möglichst nah am Gesäß über das linke Bein. Der rechte Fuß ist aufgestellt und nahezu gerade nach vorne gerichtet. Entspannen Sie das rechte Bein und ziehen Sie es mit den Händen zum Körper, bis Sie einen leichten Dehnreiz spüren.

Entspannen – Erweitern:

Halten Sie diese Position und entspannen Sie bewusst die Muskulatur. Dabei atmen Sie gleichmäßig weiter. Wenn die Dehnspannung nach einigen Sekunden nachlässt, legen Sie den linken Ellbogen an die Außenseite des rechten Knies und drehen Kopf und Oberkörper im Uhrzeigersinn, bis Sie einen erneuten Dehnreiz spüren. Dann wiederholen Sie diese Dehnmethode.

Anspannen – Entspannen – Erweitern:

Spannen Sie das Knie in die haltenden Hände, ohne die Ausgangsposition des Beins zu verändern. Dann entspannen Sie kurz die aktivierte Muskulatur, ohne die Position zu verlassen. Nun legen Sie den linken Arm gegen die Außenseite des rechten Knies und drehen Kopf und Oberkörper im Uhrzeigersinn und wiederholen diese Dehnmethode.

Anschließend führen Sie die Übung mit der anderen Seite aus, indem Sie zuerst das linke Bein über das rechte Bein stellen. Den zweiten Übungsteil vollziehen Sie mit Drehung entgegen dem Uhrzeigersinn.

Variante:

Das liegende Bein kann bei der Übung angewinkelt werden, was eine intensivere Dehnung des Rumpfes ermöglicht.

A–B: Die erste und die zweite Dehnposition.
C: Die Übung mit angewinkeltem Bein.

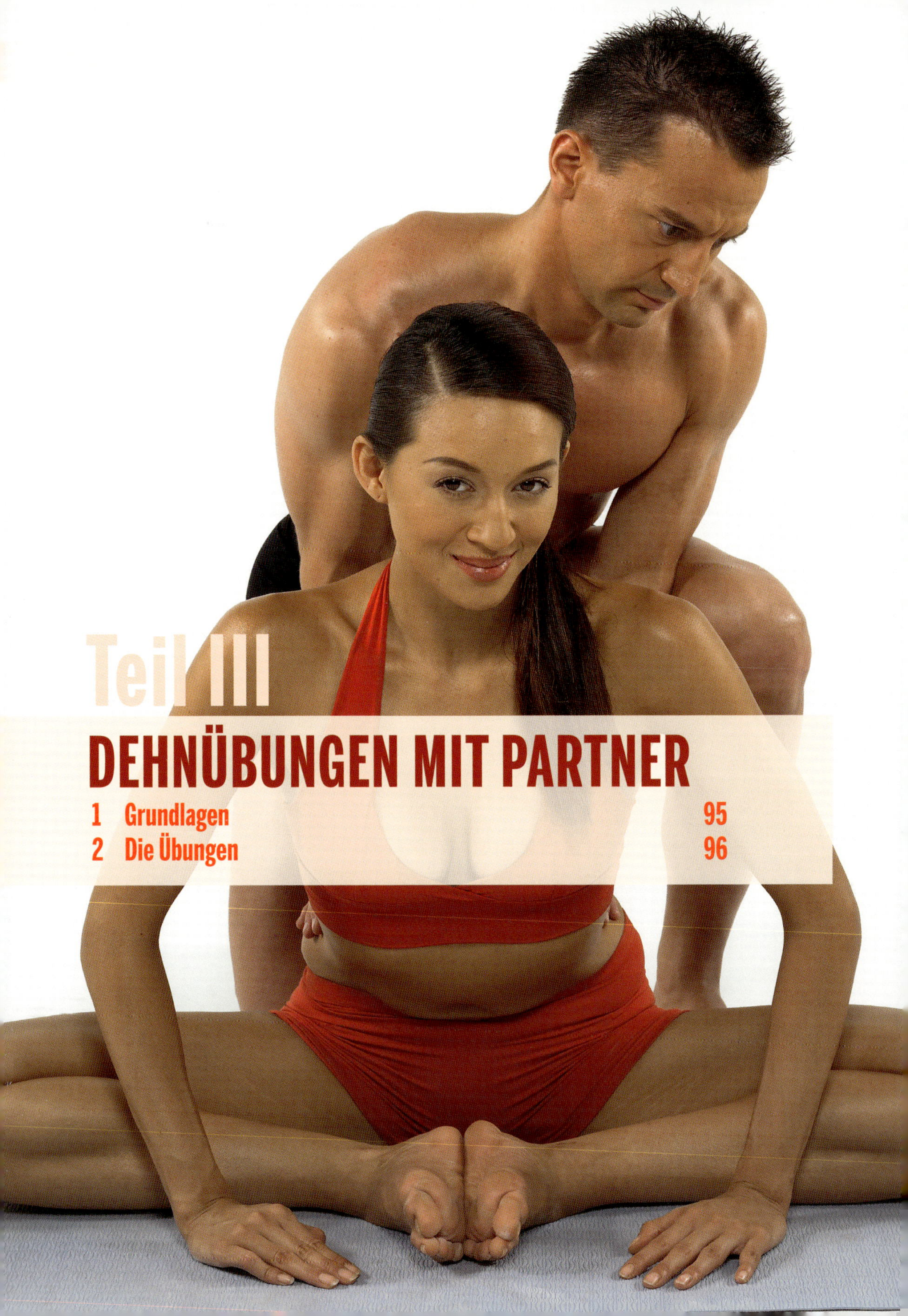

Teil III

DEHNÜBUNGEN MIT PARTNER

1 Grundlagen

Auf den folgenden Seiten lernen Sie Dehnübungen kennen, die zusammen mit einem Trainingspartner ausgeführt werden. Die Übungen können Sie entweder in speziellen Trainingseinheiten zur Beweglichkeitsverbesserung einsetzen oder aber nach einer Sportart vor dem Abwärmen (siehe Seiten 107–108).

Bei den Übungen wird die Dehnposition mit Hilfe des Partners eingenommen beziehungsweise von ihm intensiviert. Er hebt beispielsweise Ihr Bein an oder drückt Sie vorsichtig in eine Dehnposition hinein. Sobald Sie einen leichten Dehnreiz spüren, müssen Sie ihm dies mitteilen, damit er die Bewegung stoppt und die Position stabilisiert. Dabei muss der Partner sehr vorsichtig vorgehen, und Sie müssen ihm vertrauen, da ansonsten keine Entspannung gelingt.

Führen Sie das Partnertraining nur mit einem erfahrenen Sportler durch. Der Partner muss sofort auf Ihr Stoppsignal reagieren, damit Sie sich nicht verletzen. Auch sollte er Ihr Leistungsniveau kennen, um mögliche Positionen abschätzen zu können. Ausschlaggebend sind immer die Anweisungen des Übenden – es darf niemals versucht werden, eine Dehnposition mit Gewalt zu erreichen.

Dehnübungen mit Partner sind besonders effektiv, wenn Sie für die Übung ansonsten andere Muskelgruppen aktivieren müssten. Beispielsweise müssen Sie bei der Übung »D 30: Beinheben in Rückenlage« mit Hilfe zahlreicher Muskeln das gestreckte Bein in der Luft halten. Wenn stattdessen der Partner das Bein anhebt, wie in »D 49: Bein hochdrücken in Rückenlage«, dann können Sie die anderen Muskeln entspannen und sich vollständig auf die Dehnung der hinteren Beinmuskulatur konzentrieren.

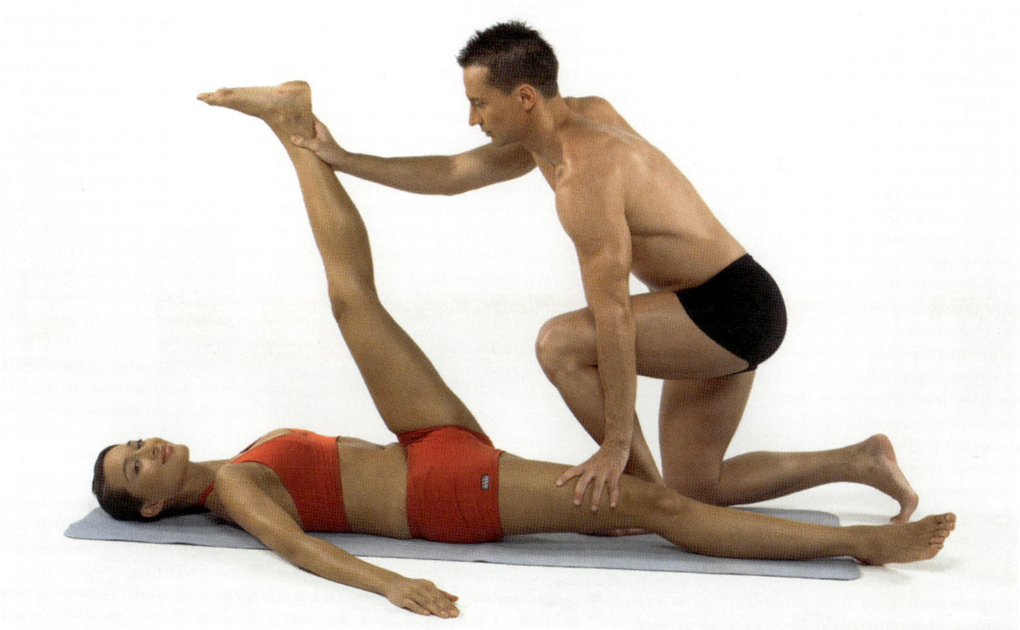

2 Die Übungen

D 43: Aushängen mit Partner

Dehnung:
●● Bauch-, Rücken-, Brust-, Arm- und Schultermuskulatur

Ausgangsposition:
Sie stehen Rücken an Rücken mit Ihrem Trainingspartner. Sie strecken beide die Arme hoch und fassen sich an den Händen. Dann beugt Ihr Partner die Beine etwas und zieht Sie dabei auf seinen Rücken, bis Sie frei in der Luft hängen. Dann streckt er seine Beine und nimmt eine für ihn stabile Halteposition ein.

Entspannen – Erweitern:
Lassen Sie den Körper hängen und entspannen Sie bewusst die Muskulatur. Dabei atmen Sie gleichmäßig weiter. Wenn die Dehnspannung nach einigen Sekunden nachlässt, lassen Sie sich, gezogen durch Ihr Eigengewicht, noch etwas weiter strecken.
Nach der Übung richtet sich der Partner ganz vorsichtig auf und beugt gleichzeitig wieder die Beine, bis Sie mit den Füßen den Boden erreichen, damit Sie sich nicht verletzen.

Anspannen – Entspannen – Erweitern:
Bei dieser Übung ist es aufgrund der Überstreckung des Körpers nicht ratsam, nach der Methode »Anspannen – Entspannen – Erweitern« zu trainieren.

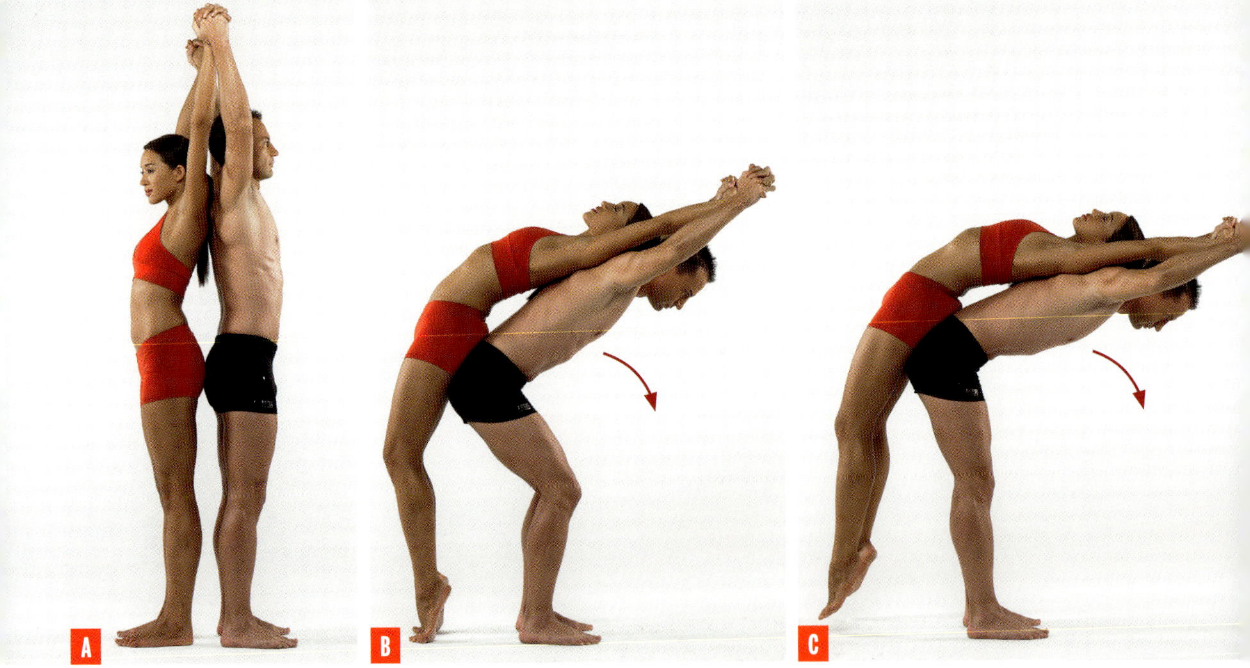

A-C: Der Bewegungsablauf. Anschließend beugt Ihr Partner seine Beine wieder, um Sie langsam auf den Boden abzulassen.

D 44: Oberkörper vordrücken im Sitz mit vorgestreckten Beinen

Dehnung:

●● hintere Oberschenkel-, Waden- und Rückenmuskulatur

Ausgangsposition:

Sie sitzen mit nach vorne gestreckten Beinen auf dem Boden, die Füße sind zusammen. Ihr Trainingspartner kniet hinter Ihnen und hat seine Hände an Ihren unteren Rücken gelegt. Er schiebt Sie langsam und vorsichtig nach vorne, bis Sie einen leichten Dehnreiz spüren und ihm dies mitteilen. Wichtig ist, dass der Schub am unteren Rücken erfolgt und nicht stattdessen der obere Rücken vorgedrückt wird.

Entspannen – Erweitern:

Halten Sie diese Position und entspannen Sie bewusst die Muskulatur. Dabei atmen Sie gleichmäßig weiter. Wenn die Dehnspannung nach einigen Sekunden nachlässt, drückt Sie Ihr Partner noch etwas weiter vor, bis Sie einen erneuten Reiz spüren.

Anspannen – Entspannen – Erweitern:

Spannen Sie Ihren unteren Rücken gegen die Hände des Partners. Er gibt dabei nicht nach, so dass die Ausgangsposition bestehen bleibt. Dann entspannen Sie kurz die aktivierte Muskulatur, ohne die Position zu verlassen. Schließlich lassen Sie sich langsam weiter nach vorne schieben.

Variante:

Sie können die Zehen anziehen, um die Dehnung der Wadenmuskulatur zu verstärken.

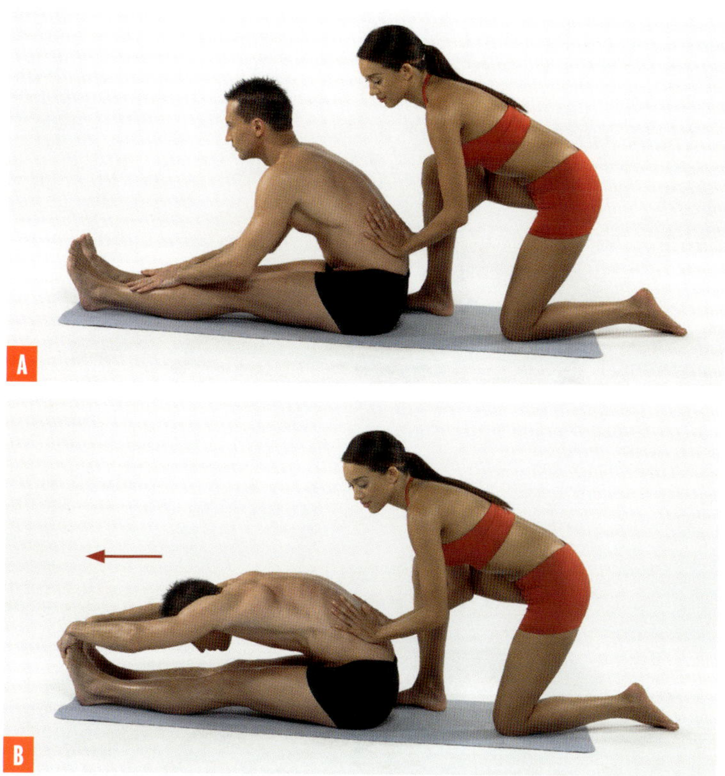

A–B: Der Bewegungsablauf.

D 45: Oberkörper vorziehen im Sitz mit seitlich abgespreizten Beinen

Dehnung:

●● innere und hintere Oberschenkel- und Rückenmuskulatur

● Wadenmuskulatur

Ausgangsposition:

Sie sitzen Ihrem Trainingspartner gegenüber. Beide haben Sie die Beine seitlich abgespreizt und die Füße aneinandergelegt. Halten Sie sich an den Händen oder an den Unterarmen fest. Ihr Partner bewegt seinen Oberkörper langsam und vorsichtig nach hinten, wodurch er Sie nach vorne zieht, bis Sie einen leichten Dehnreiz spüren und ihm dies mitteilen.

Entspannen – Erweitern:

Halten Sie diese Position und entspannen Sie die Muskulatur. Dabei atmen Sie gleichmäßig weiter. Wenn die Dehnspannung nach einigen Sekunden nachlässt, zieht Sie der Partner weiter nach unten, bis Sie einen erneuten Reiz spüren.

Anspannen – Entspannen – Erweitern:

Spannen Sie die Beininnenseiten gegen die Füße des Partners und Ihren Rücken nach hinten oben. Der Partner gibt dabei nicht nach, so dass die Ausgangsposition bestehen bleibt. Dann entspannen Sie kurz die aktivierte Muskulatur. Schließlich lassen Sie sich langsam weiter nach vorne ziehen.

Anschließend bewegen Sie Ihren Oberkörper langsam zurück, um den Partner nach vorne zu ziehen.

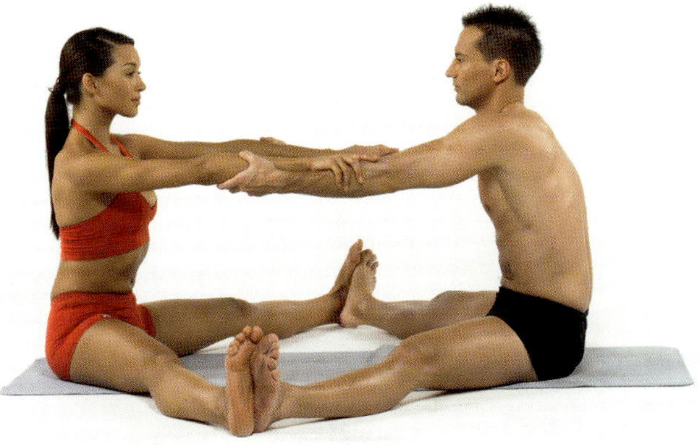

A

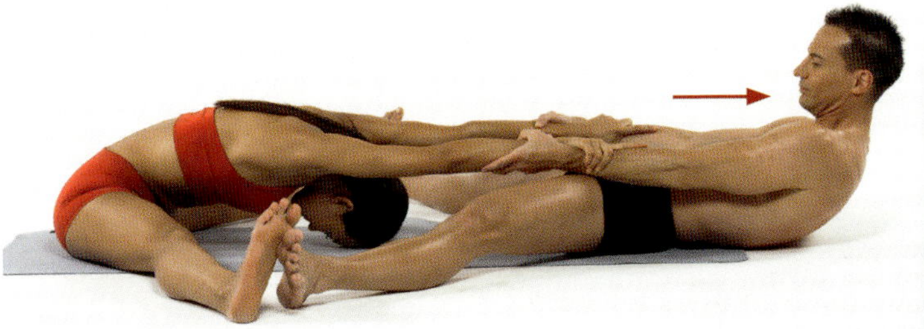

B

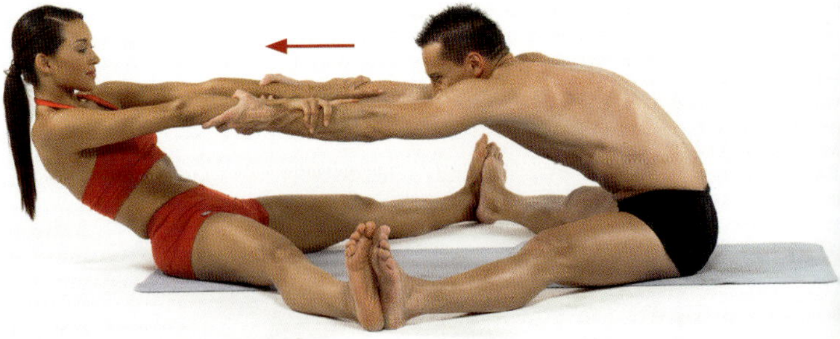

C

A–C: Die Bewegungsfolge.

D50: Bein nach oben drücken im Stand

Dehnung:

●● hintere Oberschenkel-, untere Rücken- und Wadenmuskulatur

● Gesäß- und innere Oberschenkelmuskulatur

Ausgangsposition:

Sie stehen im aufrechten Stand. Ihr Trainingspartner hält Ihr vorderes Bein mit einer Hand in der Luft; mit der anderen Hand greift er Ihre Hand, um Ihre Position zu stabilisieren. Er beugt nun seine Beine und legt Ihr Bein auf seine Schulter. Dann streckt er langsam seine Beine, wodurch er Ihr Bein immer höher bewegt. Dabei halten Sie Ihren Oberkörper aufrecht. Sobald Sie einen leichten Dehnreiz spüren, teilen Sie dies ihrem Partner mit, und er fixiert diese Position.

Entspannen – Erweitern:

Halten Sie diese Position und entspannen Sie bewusst die Muskulatur. Dabei atmen Sie gleichmäßig weiter. Wenn die Dehnspannung nach einigen Sekunden nachlässt, bewegt der Partner Ihr Bein weiter nach oben, bis Sie einen erneuten Reiz spüren.

Anspannen – Entspannen – Erweitern:

Spannen Sie die Beinrückseite gegen den Partner. Er gibt dabei nicht nach, so dass die Ausgangsposition bestehen bleibt. Dann entspannen Sie kurz die aktivierte Muskulatur, ohne die Position zu verlassen. Schließlich lassen Sie Ihr Bein weiter nach oben bewegen.

Variante:

Fortgeschrittene können zusätzlich noch den Rücken vorbeugen.

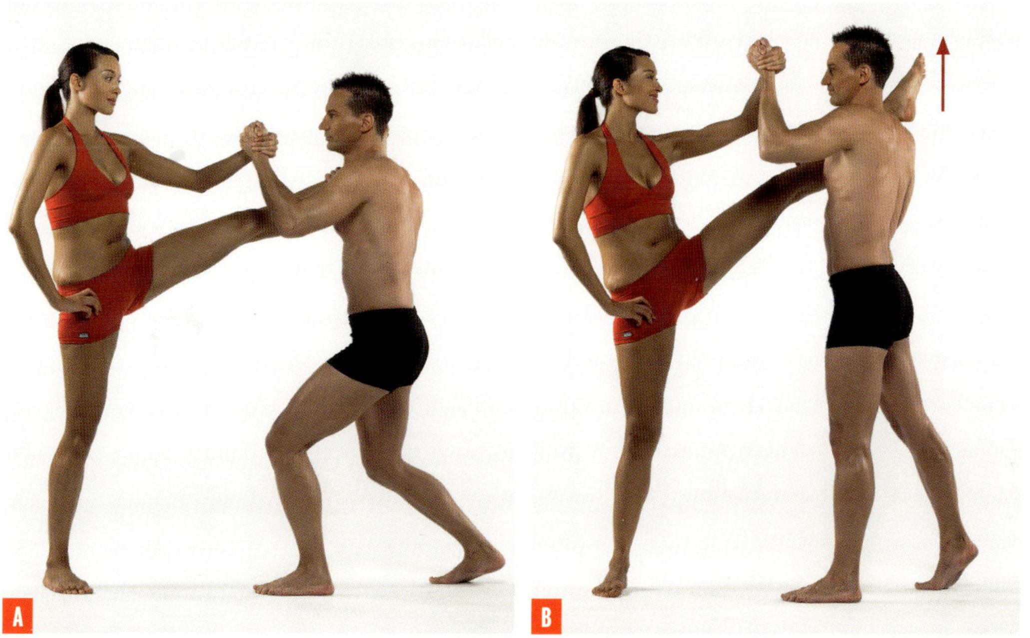

A–B: Die Bewegungsfolge.

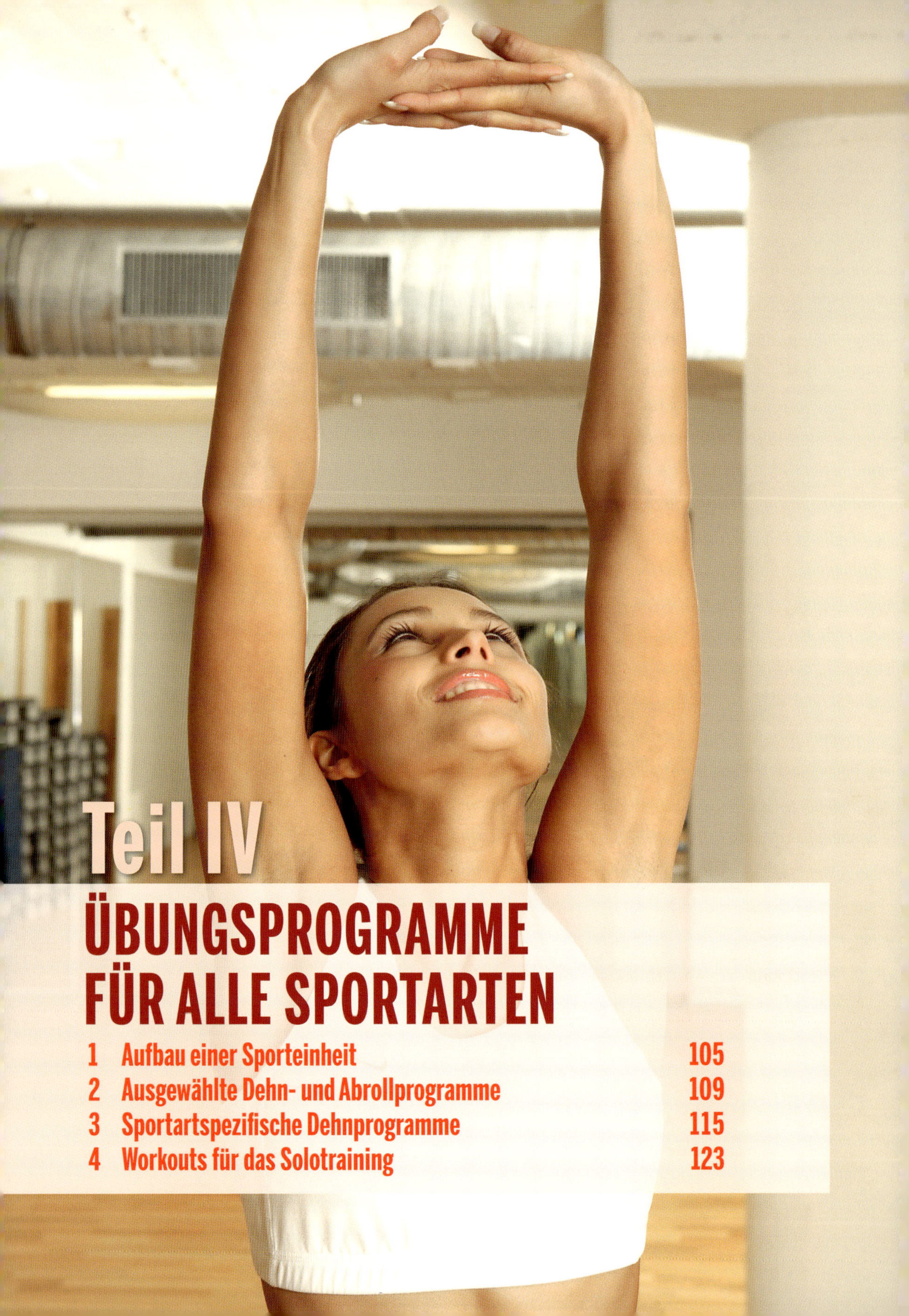

Teil IV

ÜBUNGSPROGRAMME FÜR ALLE SPORTARTEN

1 Aufbau einer Sporteinheit

Jede Sporteinheit, gleich ob Sie Fitness oder eine andere Sportart betreiben, ist in drei Phasen einzuteilen: zuerst erfolgt das Vorbereiten des Körpers (Aufwärmphase), dann der Hauptteil und schließlich der Abschluss der Sporteinheit (Abwärmphase). Gestalten Sie auch Ihre Sporteinheit entsprechend, unabhängig ob Sie trainieren oder einen Wettkampf ausführen.

Daran sollten sich Freizeitsportler ebenso wie professionelle Sportler halten, um Verletzungen vorzubeugen, optimale Leistungen zu bringen und schnell zu regenerieren. Einige Freizeitsportler vernachlässigen jedoch das Aufwärmen und riskieren so, sich zu verletzen. Auch auf das Abwärmen wird im Freizeitsport manchmal verzichtet, weshalb sich Sportler am folgenden Tag verspannt und müde fühlen.

Es werden mögliche Inhalte aufgelistet, wählen Sie daraus, was sich für Ihr Training anbietet. Die Zeitvorschläge dienen als Orientierungshilfen. Passen Sie diese Angaben an Ihre eigenen Bedürfnisse und die Anforderungen Ihrer Sportart an. Sie müssen sich aber vor jedem Hauptteil aufwärmen und sollten anschließend die Sporteinheit mit der Abwärmphase beenden.

Trainings- und Wettkampfeinteilung

1. Aufwärmphase: Dauer: 5–15 min

Mögliche Inhalte:
- Übung zum Erwärmen des Körpers
- Abrollen
- Andehnen und/oder dynamisch Dehnen
- Leichte Körpergewichtsübungen und/oder sportartspezifische Übungen

2. Hauptteil: Dauer: 30–90 min

Sportartspezifisches Training oder Wettkampf

3. Abwärmphase: Dauer: 5–15 min

Mögliche Inhalte:
- Dehnübungen zur Verbesserung der Leistungsfähigkeit
- Übung zum Abwärmen mit sehr geringer Intensität
- Abrollen
- Statisches Dehnen der vorrangig beanspruchten Muskulatur

Aufwärmphase

In der Aufwärmphase bereiten Sie Ihren Körper auf die Beanspruchung vor, um optimale Leistungsfähigkeit abrufen zu können und die Verletzungsgefahr zu minimieren. Es gibt verschiedene Möglichkeiten zur Sportvorbereitung. Wählen Sie das Vorgehen abhängig von Ihren Erfahrungen, davon wie sich der Körper vor der jeweiligen Sporteinheit anfühlt und welches der Schwerpunkt im Hauptteil der Sporteinheit ist.

Sie können mit einer Aufwärmübung starten, die Sie für fünf bis zehn Minuten ausführen, um den Körper zu erwärmen. Dazu können Sie beispielsweise langsam joggen, locker Seil springen oder auf einem Rad-Ergometer fahren. Dies hilft, sich mental auf das Training einzustellen, und außerdem bildet sich mehr Gelenkflüssigkeit, wodurch die Gelenke besser aufeinander gleiten und die Knorpel geschützt sind. Auch wenn Beweglichkeitstraining den Hauptteil der Sporteinheit darstellt, ist ein allgemeines Erwärmen des Körpers zu empfehlen, da dann schneller intensive Dehnpositionen eingenommen werden können. Einige Fitnesssportler verzichten zur Zeitersparnis auf ein solches allgemeines Erwärmen des Körpers, wenn sie nur ein kurzes Kraft-Workout zu Hause ausführen.

Fühlen Sie vor der Sporteinheit verspannte Muskeln und verklebtes Bindegewebe, dann empfiehlt es sich, diese Körperpartien abzurollen. Machen Sie dazu gleichmäßige Rollbewegungen. Von einem intensiven Abrollen mit Triggerpunkt-Behandlung in der Aufwärmphase ist hingegen abzuraten. Intensives Abrollen können Sie nach dem Hauptteil der Sporteinheit machen, oder aber Sie führen eigenständige Einheiten zur gezielten Schmerzbehandlung aus.

Es ist ratsam, verspannte Muskeln anzudehnen, d.h. statische Dehnübungen mit einer Haltedauer von maximal zehn Sekunden auszuführen. Dies hat zum Ziel, dass die Übungen

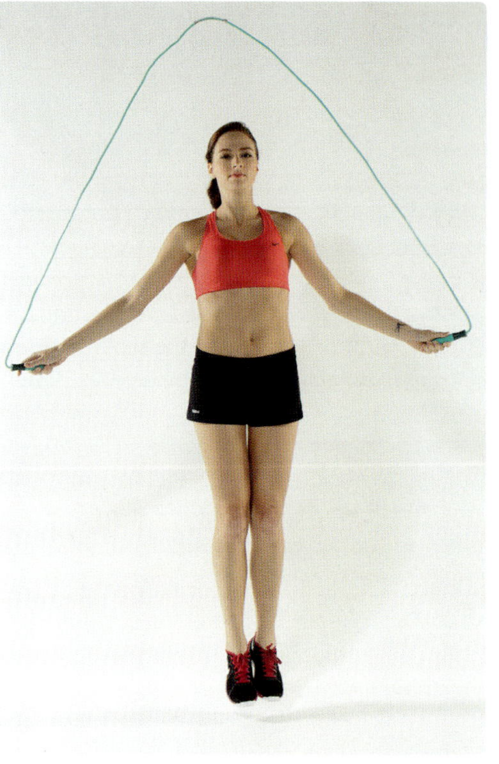

Lockeres Seilspringen ist eine gute Möglichkeit, um den Körper zu erwärmen.

im folgenden Hauptteil – gleich ob Krafttraining oder eine andere Sportart – im vollständigen Bewegungsrahmen möglich sind; es soll also verhindert werden, dass Verspannungen zu Ausweichbewegungen führen. Von einem intensiven Dehnprogramm mit statischem Halten der Positionen von 20 Sekunden und länger ist nach dem aktuellen Stand der Trainingslehre abzuraten. Intensives Dehnen zur Verbesserung der Beweglichkeit machen Sie nach dem Hauptteil der Sporteinheit, oder Sie führen eigenständige Dehneinheiten aus. Alternativ können Sie dynamisch dehnen oder Schwungbewegungen einsetzen.

Bevor Sie intensives Training oder einen Wettkampf ausführen, sollten Sie zuerst einige Kraftübungen mit geringer Intensität beziehungsweise eine einfache Variante ausführen, um den Körper in Leistungsbereitschaft zu versetzen. Gut eignen sich einfache Körpergewichtsübungen, wie Ausfallschritte in alle Richtungen und Liegestütze.

Intensives Training mit hohen Belastungen ebenso wie Wettkämpfe erfordern auch das Vorbereiten durch sportartspezifische Übungen, z. B. »Einschlagen« beim Tennis, ein kurzzeitiges Schlagen an den Pratzen beim Vollkontaktkampfsport oder ein Aufwärmsatz beim Krafttraining. Nur so können Sie optimale Ergebnisse erreichen.

Hauptteil

Nachdem Sie sich aufgewärmt haben, beginnen Sie mit dem Hauptteil des Trainings oder mit dem Wettkampf. Dies kann jede mögliche Sportart sein, z. B. Krafttraining, Ausdauertraining, Tennis, Fußball, Handball oder Kampfsport.

Einige Sportarten, die über einen längeren Zeitraum mit Unterbrechungen ausgeführt werden, z. B. Weitspringen, ermöglichen das Ausführen von Dehn- und Lockerungsübungen zwischen den einzelnen Durchgängen. Dadurch bleibt die beanspruchte Muskulatur geschmeidig und länger leistungsfähig.

Alternativ können Sie im Hauptteil eine Trainingseinheit ausführen, in der Sie sich ganz dem Verbessern Ihrer Beweglichkeit widmen. Machen Sie dazu ein Ganzkörper-Dehnprogramm, wobei Sie mindestens eine Übung für jede der in diesem Buch vorgestellten Muskelgruppen auswählen. Um intensive Dehnpositionen zu erreichen und Schwachstellen in der Beweglichkeit zu beseitigen, können Sie mehrere Übungen für eine Muskelgruppe machen. Versuchen Sie aber nicht, Positionen mit Gewalt einzunehmen, da ein solches Vorgehen die Muskulatur verhärtet und zu Verletzungen führen kann.

Abwärmphase

Die Abwärmphase dient dazu, die Regenerationsprozesse einzuleiten und sicherzustellen, dass die Muskulatur elastisch und beweglich bleibt. Einige Fitnesssportler verzichten zur Zeitersparnis auf alle Maßnahmen der Abwärm-

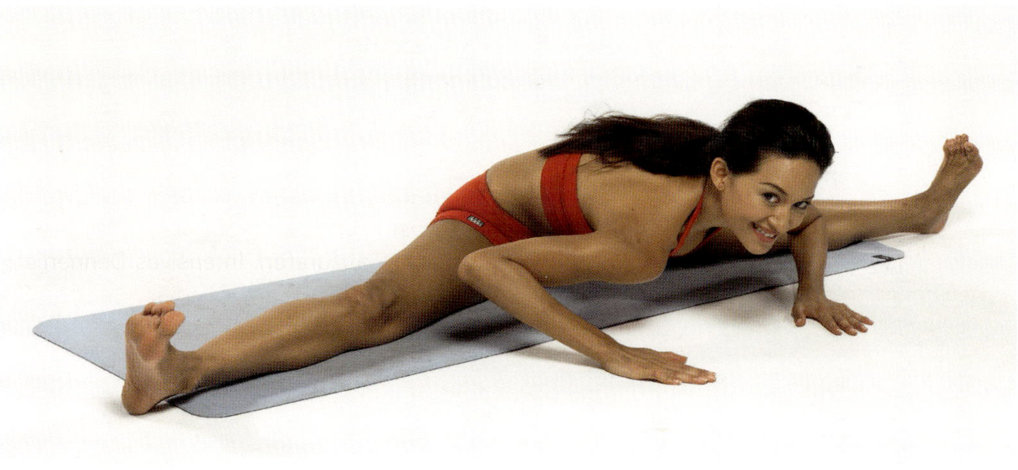

Wenn Sie eine Trainingseinheit ausführen, in der Sie sich dem Beweglichkeitstraining widmen (Dehntraining), dann gehen Sie gezielt an Ihre Schwachstellen und halten die Dehnpositionen mindestens 20 Sekunden.

phase. Dies kann dazu führen, dass sich die Muskulatur einige Stunden nach dem Training deutlich verspannt anfühlt.

Nach dem Hauptteil einer Sporteinheit können Sie einige Dehnübungen zur gezielten Verbesserung der Beweglichkeit ausführen. Dehnen Sie sich im noch aufgewärmten Zustand. Am besten konzentrieren Sie sich auf ein bis zwei Muskelgruppen. Im Vereinstraining werden diese Übungen oft als Partnerübungen ausgeführt. Allerdings ist dieses Dehnen davon abhängig, wie anstrengend Sie den Hauptteil wahrgenommen haben – nach einer intensiven Sporteinheit sollten Sie darauf verzichten. Denn dann neigt der Körper zu Krämpfen, und somit besteht eine größere Verletzungsgefahr.

Sie können eine Abwärmübung ausführen. Bewegen Sie sich dabei in einem langsamen Tempo etwa fünf Minuten, ohne sich anzustrengen. Gut eignen sich hierfür Walken, langsames Laufen, Seilspringen und Radfahren mit geringer Intensität. Die Abwärmübung ist nur notwendig, wenn Sie den Körper im Hauptteil sehr intensiv belastet haben; ansonsten können Sie darauf verzichten. Sie können die Muskulatur mit der Faszienrolle abrollen, um Verspannungen und Verhärtungen zu verhindern. Auch dieser Teil der Abwärmphase ist zwar nicht verpflichtend, aber besonders für solche Sportler empfehlenswert, die häufig und intensiv trainieren. Generell kann es jeder machen, denn es bewirkt ein deutlich angenehmeres Körpergefühl. Sie können einzelne Muskeln abrollen oder wie folgt vorgehen: Waden, Oberschenkel von hinten, vorne und der Seite, Gesäß, unterer Rücken, oberer Rücken, Oberkörperseiten, Schultern und Arme. Rollen Sie fünf- bis zehnmal eher langsam nach oben und unten.

Führen Sie zum Abschluss einige Dehnübungen für die beanspruchte Muskulatur aus, um zu verhindern, dass sich die Muskulatur zusammenzieht und langfristig Muskelverkürzungen entstehen. Nutzen Sie eine statische Dehnmethode und machen Sie die Übungen sowie Haltedauer der Positionen davon abhängig, wie intensiv Sie im Hauptteil trainiert haben. Wenn Sie bereits sehr müde sind, dann vermeiden Sie extreme Dehnpositionen und langes Halten, da die Muskulatur zu Krämpfen neigt. Ansonsten können Sie sich umfangreich dehnen.

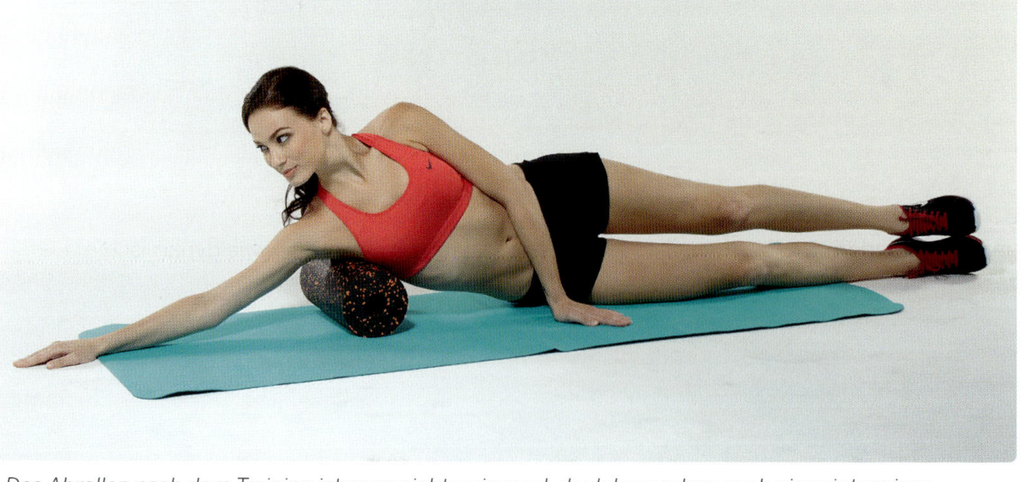

Das Abrollen nach dem Training ist zwar nicht zwingend, doch besonders nach einer intensiven Sporteinheit hat es viele positive Effekte, u. a. fühlt sich die Muskulatur später weniger müde und verspannt an.

2 Ausgewählte Dehn- und Abrollprogramme

Auf den folgenden Seiten finden Sie Dehnprogramme für unterschiedliche Anwendungsbereiche und Trainingsziele. Auch ein Programm zum Abrollen oftmals verspannter Muskelgruppen ist eingefügt.

Allgemeine Programme sind ein sinnvoller Einstieg, aber nur Sie selbst können diese auf Ihre eigenen Anforderungen hin optimieren, die sich von Training zu Training unterscheiden. Passen Sie deshalb die Programme mit fortschreitender Trainingserfahrung an Ihre individuellen Bedürfnisse an.

Dehnprogramm: Ganzkörper Basics

Hier finden Sie ein Dehnprogramm für Einsteiger, das Sie in der Aufwärm-, der Abwärmphase und im Dehntraining nutzen können. Mit dem Programm dehnen Sie alle Muskelgruppen mit möglichst wenigen Übungen. Wenn Sie auch die Hand- und Unterarmmuskulatur intensiv dehnen wollen, dann können Sie die Übungen »D 3: Handrücken anziehen mit vorzeigender Handfläche« und »D 5: Handanziehen mit rückzeigender Handfläche« ergänzen. Das Programm dient als Einstiegsprogramm, und Sie können es an Ihre individuellen Bedürfnisse anpassen. Vor dem Ausführen der Dehnübungen sollten Sie den Körper zuerst erwärmen, indem Sie beispielsweise fünf bis zehn Minuten locker Seil springen.

Im Dehntraining können Sie jede Übung zwei- bis dreimal durchführen. Auch können Sie Dehnübungen für Muskelgruppen ergänzen, bei denen Sie gezielt eine Beweglichkeitsverbesserung erreichen wollen. Wenn Sie das Programm jedoch in der Aufwärm- oder in der Abwärmphase nutzen, dann genügt es, die Übungen einmal durchzuführen.

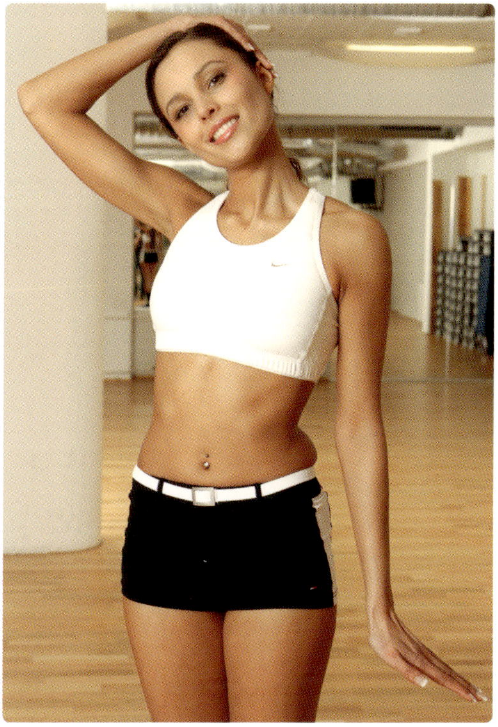

Das Ganzkörperworkout können Sie mit der Nackendehnung beginnen.

Dehnen Sie immer die linke und die rechte Körperseite.

Sie können die Übungen statisch gemäß der Methode »Entspannen – Erweitern« oder der Methode »Anspannen – Entspannen – Erweitern« durchführen sowie dynamisch mit kontrollierten federnden Bewegungen (siehe Seite 25). Beim Auf- und Abwärmen mit statischem Dehnen halten Sie die Positionen für jeweils etwa zehn Sekunden; im Dehntraining hingegen halten Sie die Positionen bei statischer Ausführung 20 Sekunden oder länger. Beim dynamischen Dehnen machen Sie fünf bis zehn Wiederholungen der federnden Bewegungen.

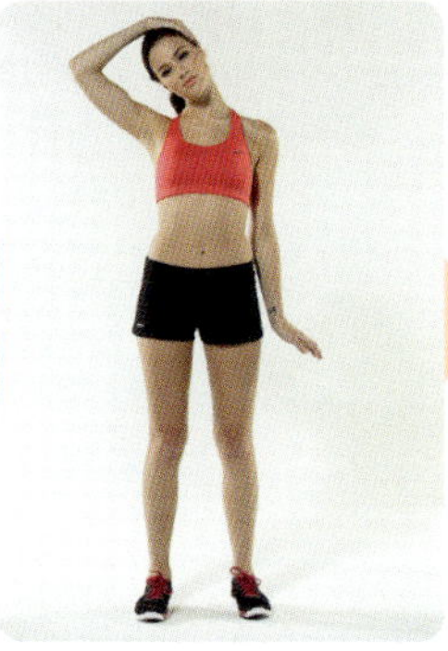

D1: Kopf zur Seite neigen

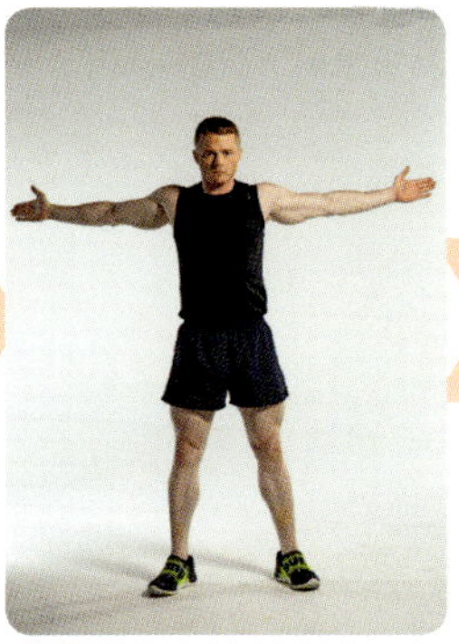

D8: Brust vorschieben

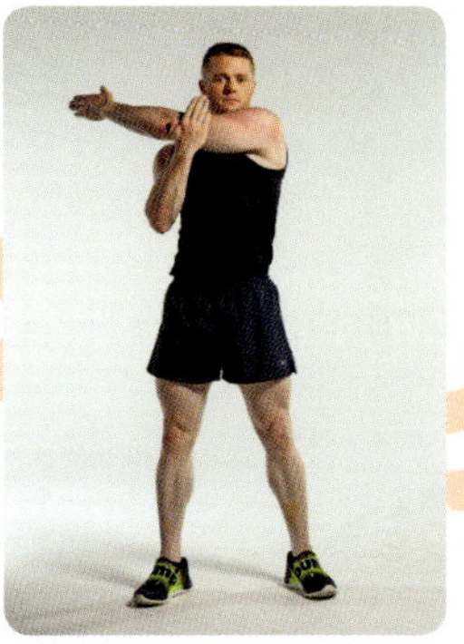

*D11: Arm am Kopf vorbei seitlich nach hinten schieben
oder D13: Schulterblätter greifen*

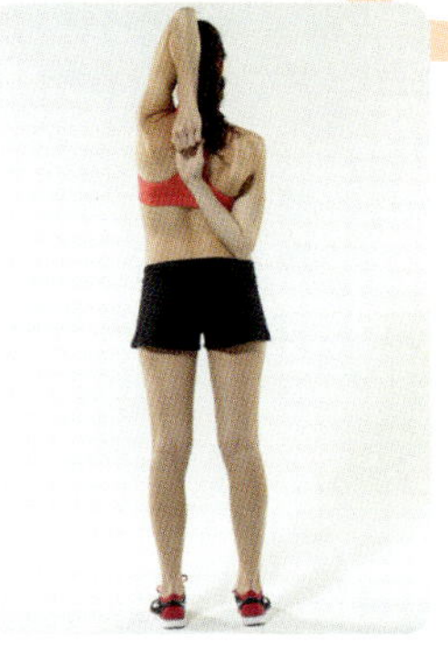

D15: Diagonales Händegreifen hinter dem Kopf

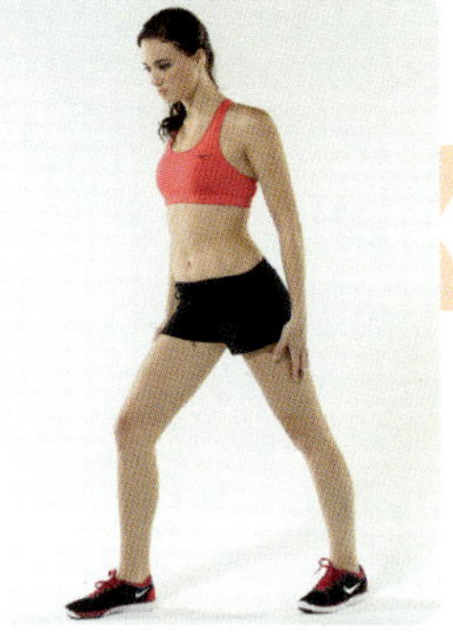

D24: Beinstrecken im Ausfallschritt

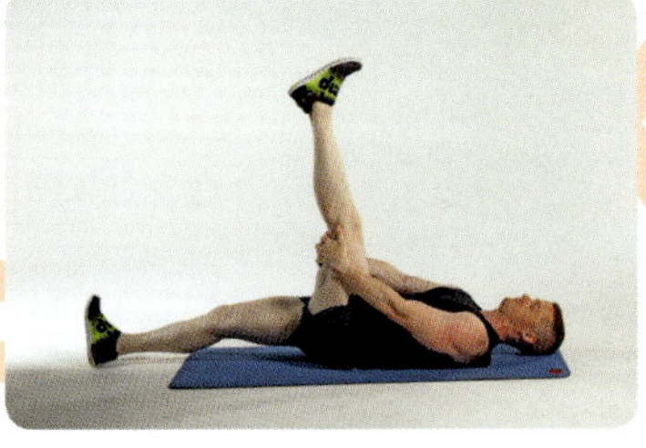

*D30: Beinheben in Rückenlage
oder D33: Oberkörper vorbeugen im Stand mit gestreckten Beinen*

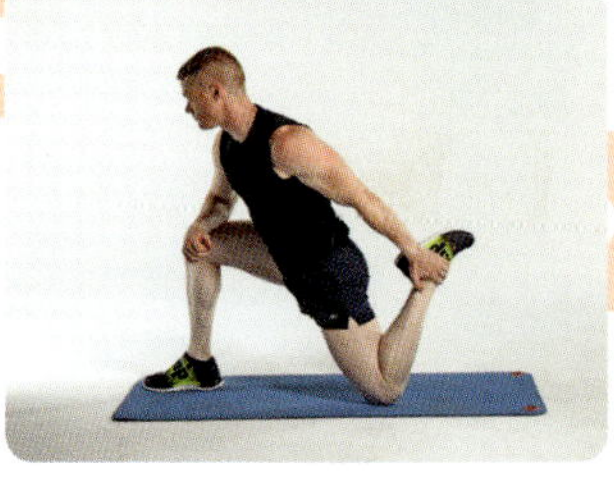

*D27: Hüfte senken und Unterschenkel anziehen im Ausfallschritt
oder D28: Unterschenkel anziehen*

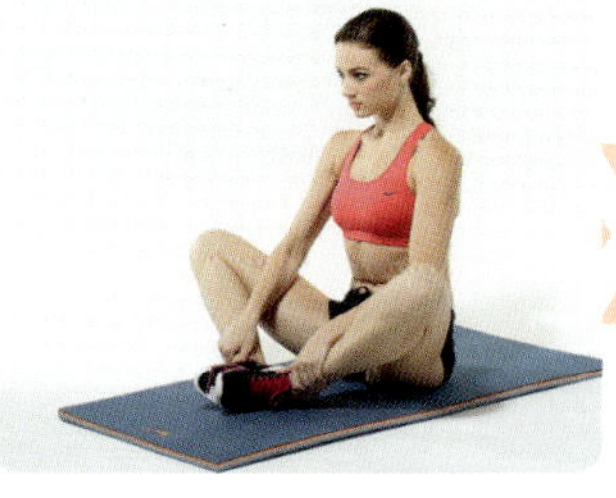

*D35: Knie nach außen senken im Sitz
oder D39: Grätschstand*

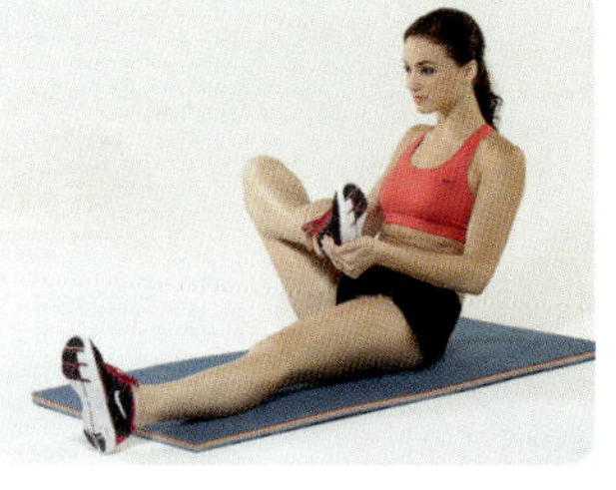

*D40: Fuß anziehen
oder D42: Körperdrehung im Sitz*

Dehnprogramm: Wichtige Muskelgruppen

Dieses Programm können Sie zum Andehnen vor jeder Sportart einsetzen; ebenso danach. Es ist möglichst kurz und dehnt vorrangig die Muskelgruppen, deren mangelnde Beweglichkeit oftmals die Übungsbewegungen einschränkt. Sie erzielen ein Mindestmaß an Beweglichkeit, wenn sich bei »D 15: Diagonales Händegreifen hinter dem Kopf« die Finger zumindest berühren, wenn bei »D 33: Oberkörper vorbeugen im Stand mit gestreckten Beinen« und »D 39: Grätschstand« die Finger leicht den Boden erreichen und bei »D 27: Hüfte senken und Unterschenkel anziehen im Ausfallschritt« die Ferse nahe ans Gesäß kommt. Gelingt dies nicht, dann üben Sie diese Bewegungen verstärkt in speziellen Dehntrainingseinheiten. Sie können die Übungen statisch, gemäß einer der Methoden »Entspannen – Erweitern« oder »Anspannen – Entspannen – Erweitern« ausführen oder dynamisch mit kontrollierten federnden Bewegungen (siehe Seiten 25–26). Zum Vordehnen und Nachdehnen halten Sie die Position beim statischen Dehnen für etwa zehn Sekunden; im Dehntraining halten Sie die Dehnpositionen 20 Sekunden und länger.

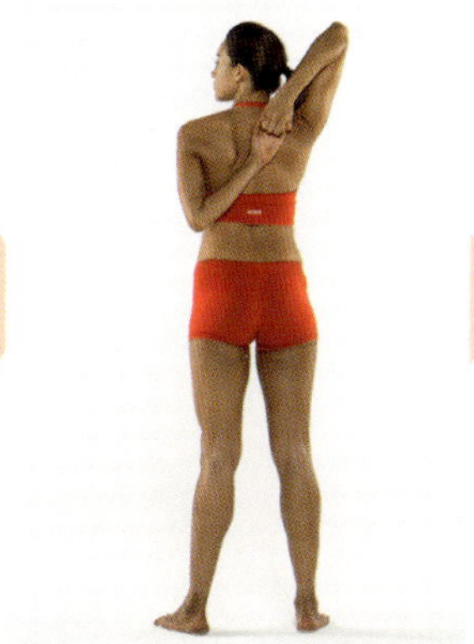

D 15: Diagonales Händegreifen hinter dem Kopf

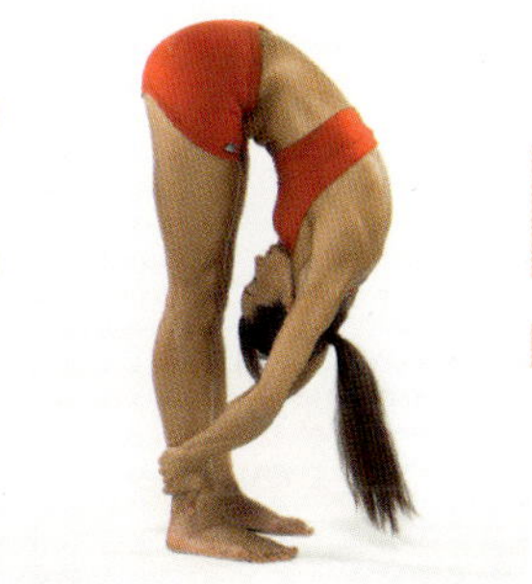

D 33: Oberkörper vorbeugen im Stand mit gestreckten Beinen

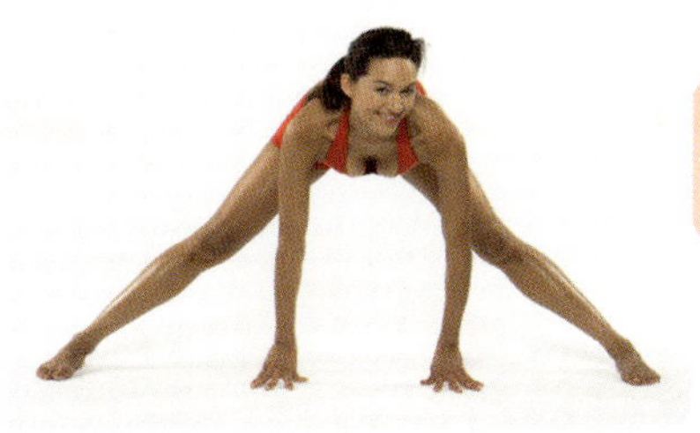

D 39: Grätschstand

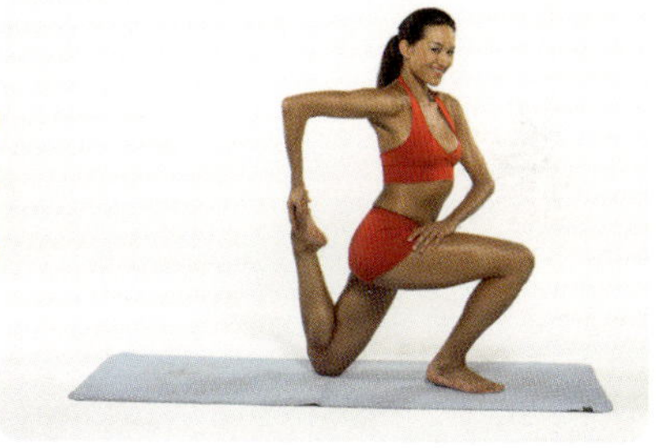

D 27: Hüfte senken und Unterschenkel anziehen im Ausfallschritt oder D 34: Vorwärtsspagat

Dehnprogramm: Spagattraining

Dieses Programm können Sie im Dehntraining nutzen, um gezielt die Beweglichkeit Ihrer Beinmuskulatur zu verbessern. Sie können Übungen für die gleiche Muskelgruppe austauschen oder weitere Übungen einfügen, um mögliche Schwachstellen zu beseitigen. Bevor Sie das Dehnprogramm ausführen, müssen Sie sich zuerst gründlich aufwärmen. Dann können Sie einige Schwungbewegungen ausführen – dies ist jedoch nicht zwingend erforderlich. Machen Sie die Dehnübungen im Trainingshauptteil zwei- bis dreimal. Am besten nutzen Sie die Methode »Anspannen – Entspannen – Erweitern«. Ab dem zweiten Trainingssatz können Sie die Muskelanspannung bei der vierten, fünften und sechsten Übung für 20–30 Sekunden aufrechterhalten, um die Muskulatur in der jeweiligen Dehnposition aufzubauen. Konzentrieren Sie sich dann besonders auf das »Loslassen« in der Entspannungsphase.

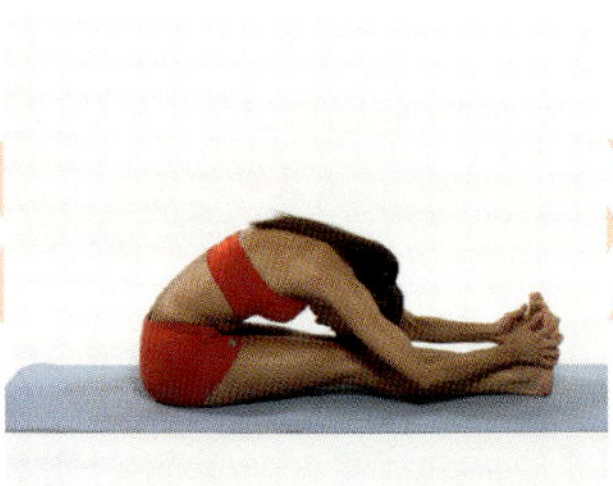

D 32: Oberkörper vorbeugen im Sitz mit gestreckten Beinen

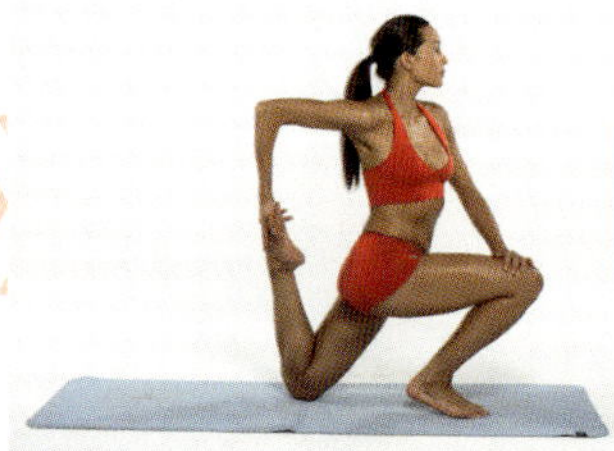

D 27: Hüfte senken und Unterschenkel anziehen im Ausfallschritt

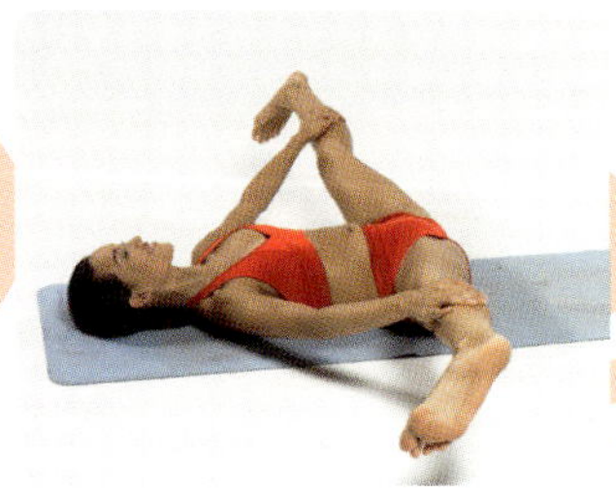

D 36: Beine nach außen senken in Rückenlage

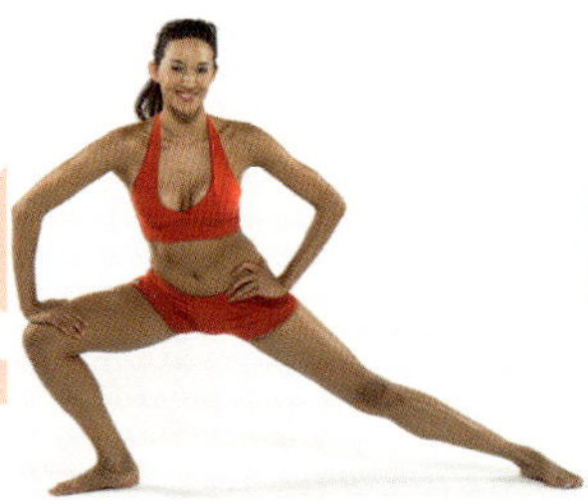

D 39: Grätschstand

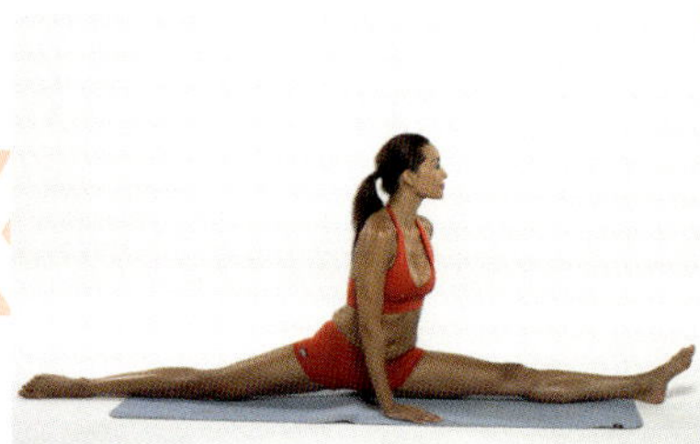

D 34: Vorwärtsspagat

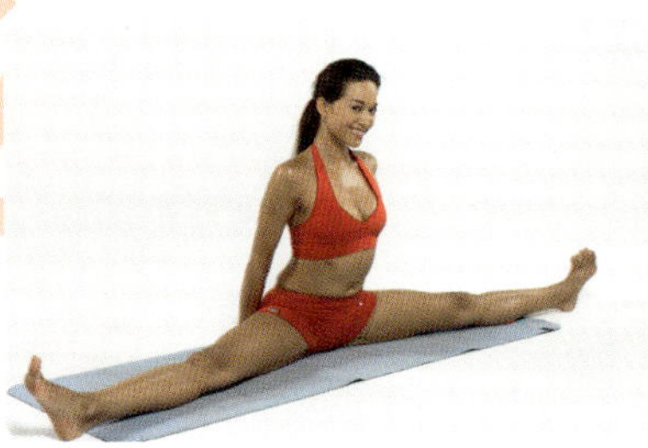

D 37: Gestreckte Beine nach außen bewegen im Sitz

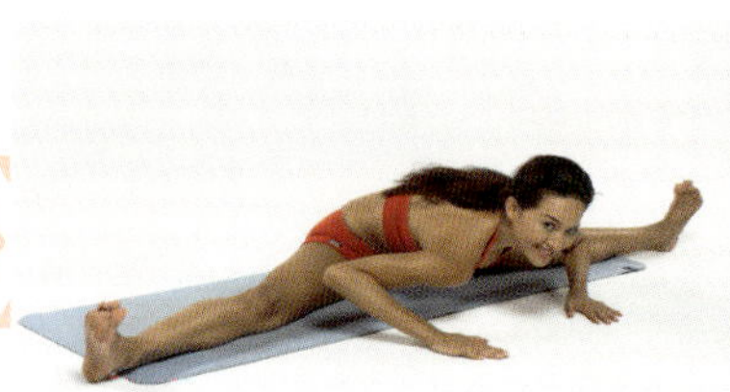

D 38: Oberkörper vorbewegen bei abgespreizten Beinen

Dehnprogramm: Schwungbewegungen

Dieses Programm können Fortgeschrittene in jeder Sportart nutzen, um sich dynamisch aufzuwärmen. Auch im Dehntraining können Sie es einsetzen, um die dynamische Beweglichkeit zu verbessern.

Das Programm ist so kurz wie möglich gehalten und aktiviert vorrangig die Muskelgruppen, deren Beweglichkeit oftmals bei sportlichen Anforderungen eingeschränkt ist. Wiederholen Sie jede Übung fünf- bis zehnmal, wobei Sie die Schnelligkeit und den Bewegungsradius bei jeder Wiederholung leicht vergrößern. Trainieren Sie die Bewegungen mit beiden Körperseiten. Weitere Übungen zur Variation des Programms finden Sie auf den Seiten 27–31.

- **Körperdrehen horizontal:** Im aufrechten Stand strecken Sie die Arme seitlich nach außen. Drehen Sie den Oberkörper abwechselnd zur rechten und linken Seite und schwingen Sie die Arme dabei locker mit.
- **Körperdrehen diagonal:** Machen Sie diagonale Körperdrehungen. Strecken Sie die Arme nach vorne, die Hände können einander fassen. Schwingen Sie den Oberkörper nach links unten und von dort nach rechts oben und dann wieder nach links unten zurück und fahren Sie entsprechend fort. Die Arme werden dabei locker mitgeschwungen. Anschließend machen Sie Körperdrehungen von rechts unten nach links oben.
- **Beinschwünge nach vorne:** Aus dem aufrechten Stand machen Sie einen Schritt nach vorne und schwingen dann das gestreckt gehaltene Übungsbein aus der hinteren Position nach vorne oben.
- **Beinschwünge zur Seite:** Aus dem aufrechten Stand strecken Sie einen Arm zur Seite. Schauen Sie in diese Richtung und schwingen Sie nun das gestreckt gehaltene Bein seitlich hoch. Der Fuß wird dabei parallel zum Boden gehalten, und der Standfuß dreht sich mit, so dass die Ferse nach außen zeigt.
- **Beinkreisen von innen nach außen:** Aus dem aufrechten Stand machen Sie einen Schritt nach vorne und schwingen dann das gestreckt gehaltene Übungsbein aus der hinteren Position kreisförmig von innen nach außen. Alternativ können Sie das Beinkreisen von außen nach innen ausführen.

Roll-Programm: Häufig verspannte Muskelgruppen

Dieses Programm zum Abrollen des Körpers ist zur Zeitersparnis so zusammengestellt, dass die Muskeln und umliegenden Faszien massiert werden, die oftmals verspannt bzw. verklebt sind und deshalb das Ausführen von optimalen Bewegungsketten im Sport einschränken. Wenn bei Ihnen andere Körperbereiche beeinträchtigt sind, dann können Sie das Programm entsprechend anpassen.

Rollen Sie fünf- bis zehnmal über die Muskeln; beim Aufwärmen eher schnell und beim Abwärmen sowie an Regenerationstagen eher langsam (siehe Seiten 37–38).

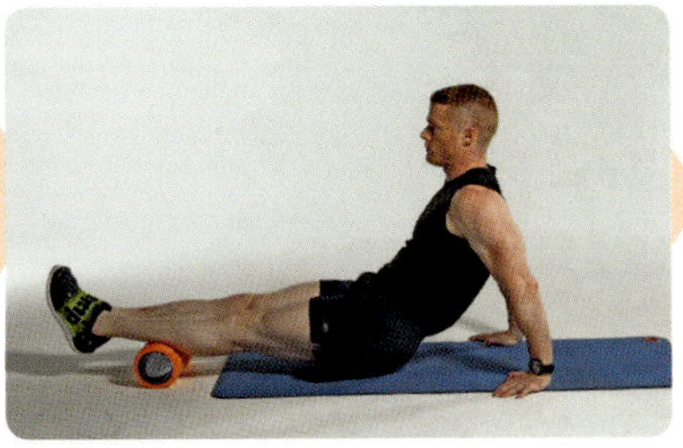

Abrollen der Wadenmuskulatur

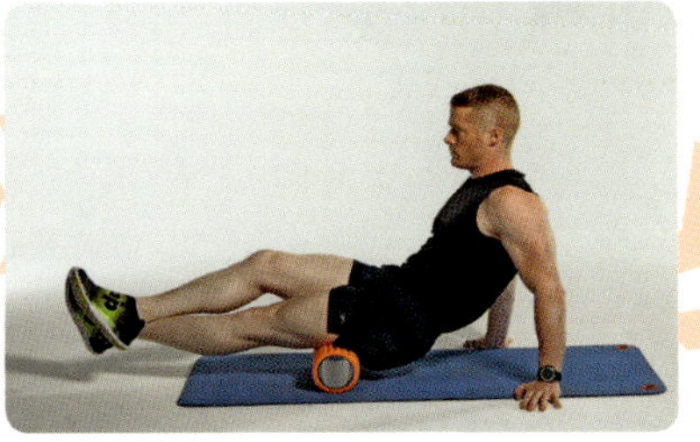

Abrollen der hinteren Oberschenkelmuskulatur

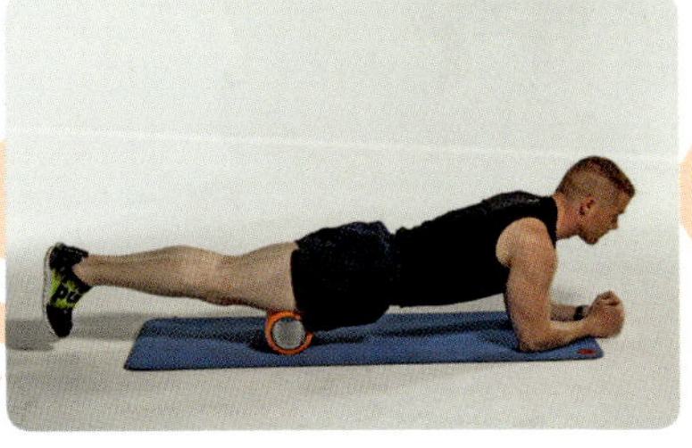

Abrollen der vorderen Oberschenkelmuskulatur

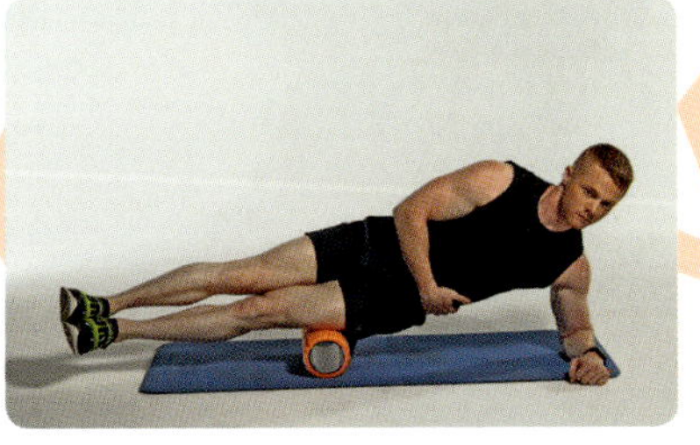

Abrollen der äußeren Oberschenkelmuskulatur

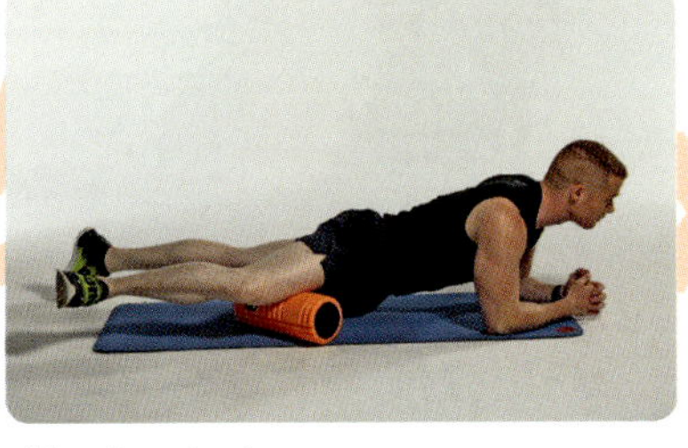

Abrollen der inneren Oberschenkelmuskulatur

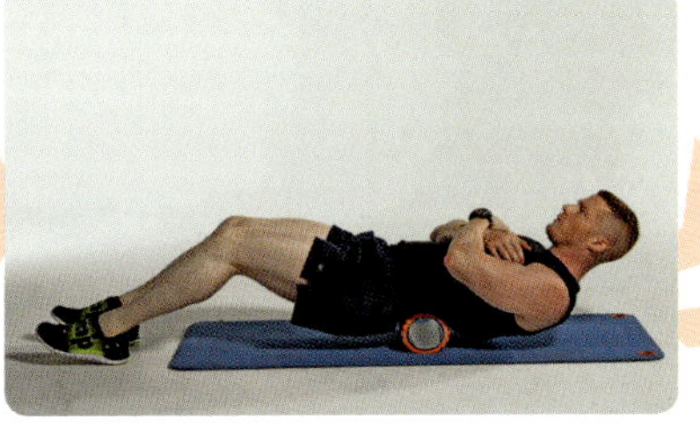

Abrollen der unteren Rückenmuskulatur

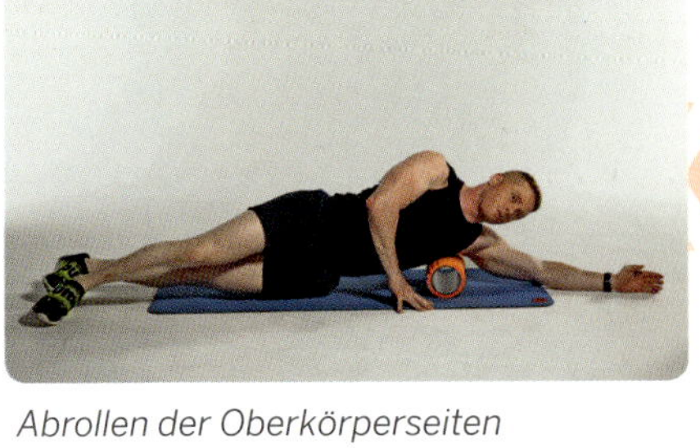

Abrollen der Oberkörperseiten

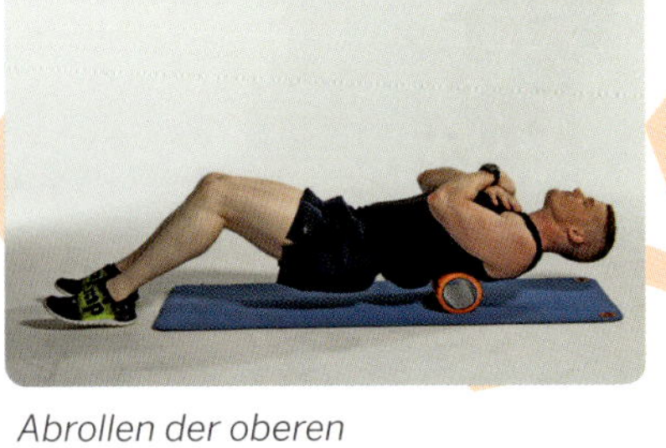

Abrollen der oberen Rückenmuskulatur

3 Sportartspezifische Dehnprogramme

Auf den folgenden Seiten werden Dehnprogramme für eine Auswahl beliebter Sportarten vorgestellt. Es sind Übungen für die Muskelgruppen enthalten, die in der jeweiligen Sportart vorrangig aktiviert werden. Wählen Sie für jede genannte Muskelgruppe eine Übung aus dem entsprechenden Kapitel im Übungsteil aus. In den Schaubildern werden außerdem Muskelgruppen genannt, für die Sie Übungen ergänzen können.

Zum Aufwärmen und Abwärmen empfiehlt es sich, zumindest die vorrangig belasteten Muskelgruppen kurz statisch anzudehnen und/oder dynamisch zu dehnen. Wenn das Dehnen den Haupttrainingsteil darstellt, dann dehnen Sie am besten alle Muskelgruppen und die Schwachstellen intensiv.

Falls sich darunter kein Programm für Ihre Sportart findet, dann können Sie das Einstiegsprogramm nutzen (siehe Seiten 109–110) oder sich ein Programm entsprechend der Beschreibung »Entwicklung eines individuellen Programms« zusammenstellen.

Die Programme dienen als Vorschläge für Einsteiger und ermöglichen es, sich auf die jeweilige Sportart vorzubereiten. Fortgeschrittene hingegen trainieren nicht mehr nach einem starren Programm, sondern passen ihr Dehnprogramm von Training zu Training an die unterschiedlichen Bedürfnisse an.

Einteilung der Sportarten:

- Dehnprogramme für Ballsportarten: Basketball/Handball, Fußball, Tennis/Squash, Volleyball
- Dehnprogramme für Erlebnis- und Natursportarten: Golf, Ski-Alpin/Snowboarden, Rudern/Kanu, Wandern
- Dehnprogramme für Fitness- und Ausdauersportarten: Krafttraining, Laufen, Radfahren, Schwimmen
- Dehnprogramme für Kampfsportarten: Boxen, Judo/Ringen, Karate/Taekwondo, Kickboxen/Thaiboxen.

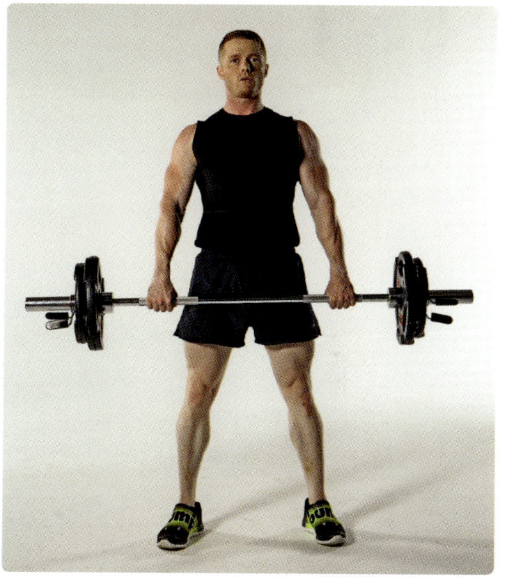

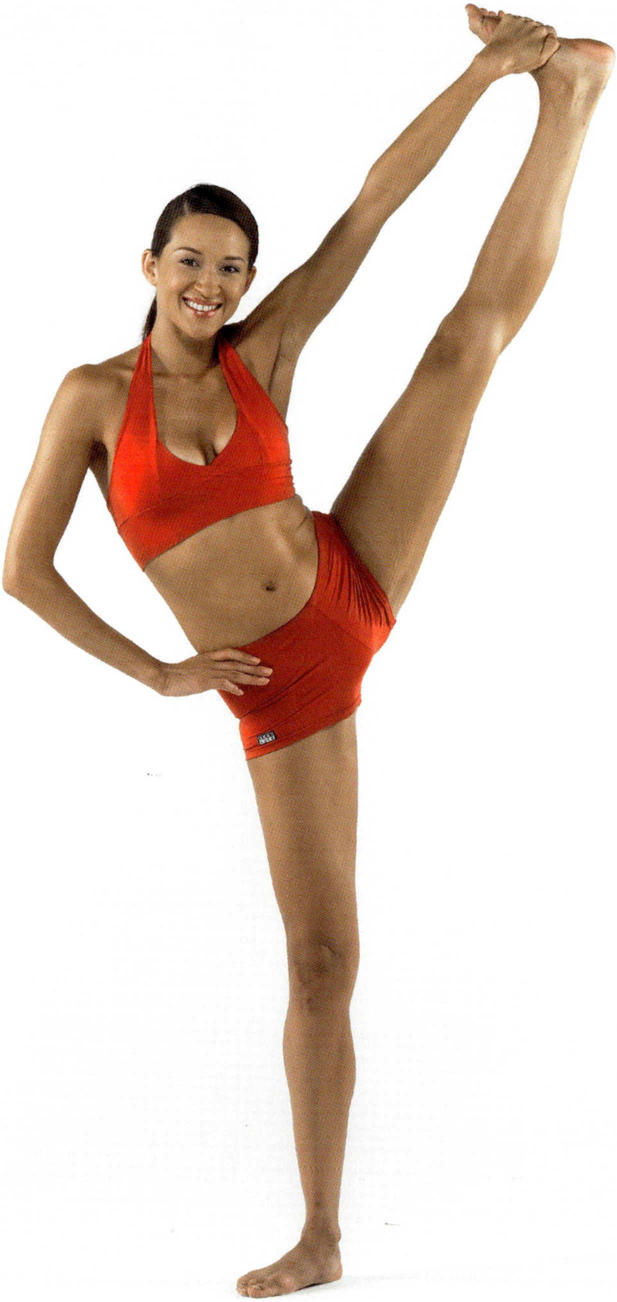

Info: Entwicklung eines individuellen Programms

Beachten Sie bei der Zusammenstellung Ihres individuellen Dehnprogramms, welche Muskelgruppen in Ihrer Sportart vorrangig belastet werden. Machen Sie sich die Bewegungsabläufe der Sportart bewusst und überlegen Sie, welche Beweglichkeit bei welchen Muskelgruppen hierzu notwendig ist.

Bestehen bei Ihnen Beweglichkeitseinschränkungen, dann ergänzen Sie entsprechende Dehnübungen für diese Muskelgruppen. Generell sollten Sie Ihre Schwachstellen intensiv trainieren – aber nicht einseitig. Ist beispielsweise die rückwärtige Beinmuskulatur der rechten Seite weniger beweglich als die der linken Seite, dehnen Sie beide Seiten, für die rechte führen Sie aber einen Durchgang mehr aus. Auch sollten Sie bei einer Verspannung die Muskulatur so lange dehnen, bis sich die Verspannung löst. Ansonsten besteht Verletzungsgefahr aufgrund der eingeschränkten Beweglichkeit.

Dehnprogramme für Ballsportarten

	Basketball, Handball	Fußball	Tennis, Squash	Volleyball
1. Hals- und Nackenmuskulatur	•	••	••	•
2. Unterarmmuskulatur	••		••	••
3. Brust- und vordere Oberarm-muskulatur	••		••	••
4. Schulter- und hintere Oberarm-muskulatur	••		••	••
5. Bauch- und Rückenmuskulatur	•	•	••	•
6. Unterschenkel- und Fußmuskulatur	••	••	••	••
7. Hüftbeuge- und vordere Ober-schenkelmuskulatur	••	••	••	••
8. Hintere Oberschenkelmuskulatur	••	••	••	••
9. Innere Oberschenkelmuskulatur	••	••	••	••
10. Gesäß- und äußere Oberschenkelmuskulatur	•	•	•	•

Dehnen sehr empfehlenswert: ••
Dehnen empfehlenswert: •

- **Basketball/Handball:** Diese kontaktintensiven Sportarten erfordern Ganzkörper-Dehnprogramme, um die Verletzungsrisiken zu minimieren. Dabei ist besonders auf die Beweglichkeit der Muskulatur um die Fuß-, Knie-, Hand- und Schultergelenke zu achten.
- **Fußball:** Im Fußball muss die Beinmuskulatur intensiv gedehnt werden. Außerdem ist das Dehnen der Hals- und Nackenmuskulatur zur Vorbereitung auf Kopfstöße empfehlenswert.
- **Tennis/Squash:** Die ganze Muskulatur des Körpers wird beansprucht, weshalb sich ein Ganzkörperprogramm empfiehlt. Achten Sie besonders auf die Unterschenkel- und Fußgelenkmuskulatur, damit Sie sich bei seitlichen Sprints mit abrupten Stoppbewegungen nicht verletzen. Auch die Schulter-, Arm- und Rückenmuskulatur ist zu dehnen, damit kraftvolle Schlagbewegungen ausgeführt werden können.
- **Volleyball:** Dies ist zwar keine Kontaktsportart, trotzdem empfiehlt sich ein Ganzkörperprogramm zur Verletzungsvorbeugung und Leistungsverbesserung. Knie-, Fuß-, Schulter- und Handgelenke sind besonders anfällig für Verletzungen.

Dehnprogramme für Erlebnis- und Natursportarten

	Golf	Ski-Alpin, Snowboarden	Rudern, Kanu	Wandern
1. Hals- und Nackenmuskulatur	●●	●	●	
2. Unterarmmuskulatur	●●	●	●●	
3. Brust- und vordere Oberarmmuskulatur	●●	●	●	
4. Schulter- und hintere Oberarmmuskulatur	●●	●	●●	
5. Bauch- und Rückenmuskulatur	●●	●	●●	
6. Unterschenkel- und Fußmuskulatur	●	●●	●	●●
7. Hüftbeuge- und vordere Oberschenkelmuskulatur	●	●●	●	●
8. Hintere Oberschenkelmuskulatur	●	●●	●●	●
9. Innere Oberschenkelmuskulatur	●	●	●	●
10. Gesäß- und äußere Oberschenkelmuskulatur	●	●	●	●

Dehnen sehr empfehlenswert: ●●
Dehnen empfehlenswert: ●

- **Golf:** Eine bewegliche Muskulatur ermöglicht reibungslose Bewegungsabläufe und somit beispielsweise ein weites Schwungholen. Außerdem steigert das Dehnen vor Spielbeginn die Konzentration.
- **Ski-Alpin/Snowboarden:** Sprünge und Kurven erfordern eine anspruchsvolle Koordination der Bewegungen. Vorheriges Dehnen hilft, diese Anforderungen bestmöglich zu erfüllen. Außerdem ist das Dehnen der Beinmuskulatur notwendig, um die Verletzungsgefahr zu verringern. Ergänzend bietet sich das Dehnen des Oberkörpers an.
- **Rudern/Kanu:** Bei dieser Sportart erfolgen intensive Belastungen der Rücken-, Schulter- und Armmuskulatur. Aber auch Oberschenkel- und Bauchmuskulatur werden aktiviert. Dehnübungen reduzieren das Verletzungsrisiko und ermöglichen einen flüssigen Bewegungsablauf.
- **Wandern:** Wandertouren erfolgen häufig auf unebenem Grund; oft auch mit Berganstieg. Um das Verletzungsrisiko zu mindern, empfiehlt es sich, vorher die Beinmuskulatur, insbesondere die Fußgelenksmuskulatur, zu dehnen und zu lockern.

Dehnprogramme für Fitness- und Ausdauersportarten

	Krafttraining	Laufen	Radfahren	Schwimmen
1. Hals- und Nackenmuskulatur	●●	●	●	●●
2. Unterarmmuskulatur	●●		●	●●
3. Brust- und vordere Oberarmmuskulatur	●●			●●
4. Schulter- und hintere Oberarmmuskulatur	●●		●	●●
5. Bauch- und Rückenmuskulatur	●●	●	●	●
6. Unterschenkel- und Fußmuskulatur	●	●●	●●	
7. Hüftbeuge- und vordere Oberschenkelmuskulatur	●●	●●	●●	
8. Hintere Oberschenkelmuskulatur	●●	●●	●●	
9. Innere Oberschenkelmuskulatur	●●	●●	●	
10. Gesäß- und äußere Oberschenkelmuskulatur	●	●	●	

Dehnen sehr empfehlenswert: ●●
Dehnen empfehlenswert: ●

- **Krafttraining:** Die obige Dehnempfehlung gilt für ein Krafttraining mit Ganzkörper-Programm. Wird hingegen nach einem Split-Programm trainiert, genügt es, die Muskelgruppen zu dehnen, die vorrangig gekräftigt werden.
- **Laufen:** Die Fußgelenke müssen beim Aufkommen auf dem Boden das Vielfache des Körpergewichts tragen, weshalb Verletzungsgefahr besteht. Um das Risiko zu verringern, sind die Muskelgruppen um die Fuß- und Kniegelenke zu dehnen und zu lockern. Ergänzend dazu können Hals-, Nacken, Schulter- und Rückenmuskulatur gedehnt werden, was ein unverkrampftes Laufen fördert.
- **Radfahren:** Beim Radfahren erfolgt hauptsächlich eine Belastung der unteren Körperpartie. Bei Steigungen beziehungsweise bei hohem Pedalwiderstand werden auch die Arm-, Schulter- und Bauchmuskulatur intensiv aktiviert.
- **Schwimmen:** Im Wasser ist der Körper beweglich, so dass man sich auf die Dehnung von verspannten Muskelgruppen konzentrieren kann. Häufig ist die Beweglichkeit der Schultern eingeschränkt.

Dehnprogramm fürs Laufen

Vor einer Trainingseinheit »Laufen« sollten Sie Ihren Körper zuerst erwärmen. Dazu ist es sinnvoll, eine Strecke zügig zu gehen. Möglicherweise können Sie von Ihrem Wohnhaus zur Laufstrecke gehen, oder Sie stellen Ihr Fahrzeug einige Meter vom Beginn der Trainingsstrecke entfernt ab und gehen von dort. Im Fitnessstudio walken Sie einige Minuten auf dem Laufergometer, oder Sie erwärmen den Körper auf dem Fahrradergometer. Danach werden am besten einige Dehnübungen ausgeführt. Um Verletzungen vorzubeugen, sollten Sie die Muskelgruppen kurz andehnen, die beim Laufen besonders beansprucht werden.

Sie sollten nie vollständig auf die Aufwärmphase verzichten, denn damit bereiten Sie den Körper vor – er wird leistungsfähig, Verspannungen in der Muskulatur werden gelöst, und somit vermindert sich das Verletzungsrisiko. Viele Läufer sind schon in eine Mulde getreten und haben sich Bänder oder sogar die Achillessehne gerissen. Dehn- und Mobilisierungsübungen wie Gelenkkreisen vor dem Laufen ermöglichen dem Fuß einen größeren Bewegungsspielraum und vermindern somit die Verletzungsgefahr.

Am Ende des Trainings laufen oder walken Sie in geringer Geschwindigkeit noch einige Minuten weiter. Dann dehnen Sie die beanspruchte Muskulatur, wodurch Sie helfen, den Regenerationsprozess zu beschleunigen, und außerdem verhindern, dass sich Muskelverspannungen entwickeln. Nach einem intensiven Lauf empfiehlt es sich, die verspannte Muskulatur abzurollen, was auch noch zu einem späteren Zeitpunkt zu Hause erfolgen kann.

Mit dem folgenden Dehnprogramm können Sie sich auf eine Lauftrainingseinheit vorbereiten. Dauert Ihnen das Programm zu lange und Ihr Oberkörper fühlt sich nicht verspannt an, dann können Sie auf das Andehnen des Oberkörpers verzichten. Dehnen Sie aber zumindest die Wadenmuskulatur (D 24), die Hüftbeuge- und die vordere Oberschenkelmuskulatur (D 28), die hintere Oberschenkel- (D 33) und die innere Beinmuskulatur (D 39). Nach den vorbereitenden Dehnübungen sollten Sie noch die Fuß- und die Kniegelenke kreisen, um sie zu lockern und ihre Verletzungsanfälligkeit zu verringern.

Im Anschluss an das Laufen können Sie das gleiche Programm nutzen. Es empfiehlt sich, dann noch die Übung »D 42: Körperdrehung im Sitz« oder »D 40: Fuß anziehen« zu ergänzen, so dass auch die Gesäß- und äußere Oberschenkelmuskulatur gedehnt werden. Falls Sie weitere verspannte Muskelgruppen fühlen, dann dehnen Sie auch diese. Außerdem ist ein Abrollen der Muskulatur empfehlenswert, besonders wenn Sie eine intensive Laufeinheit ausgeführt haben.

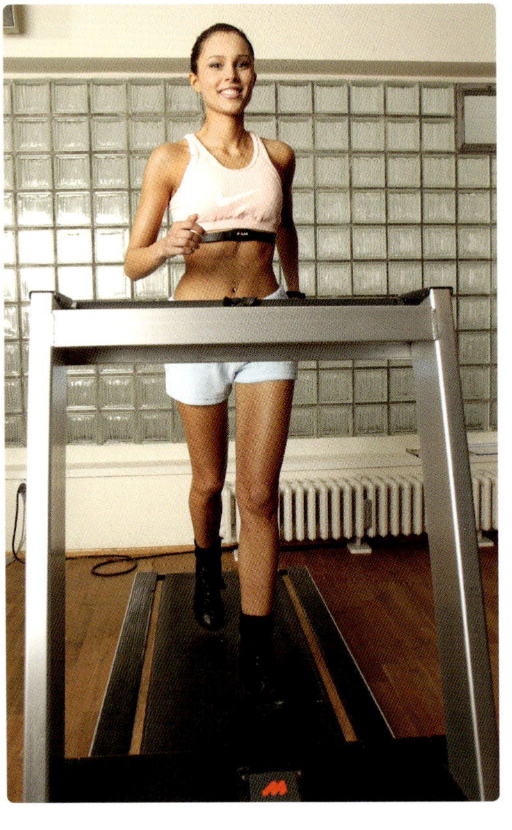

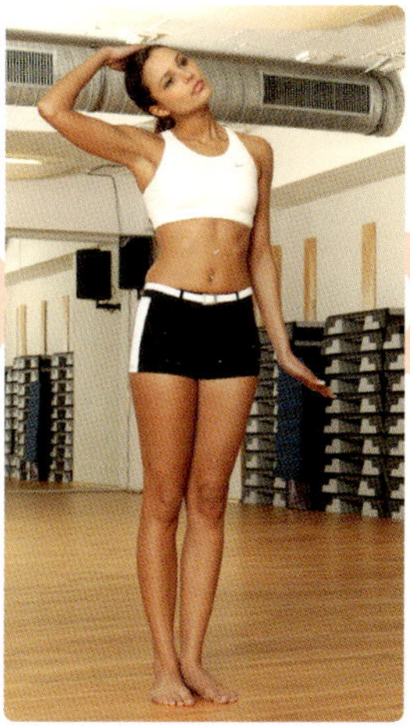

D1: Kopf zur Seite neigen

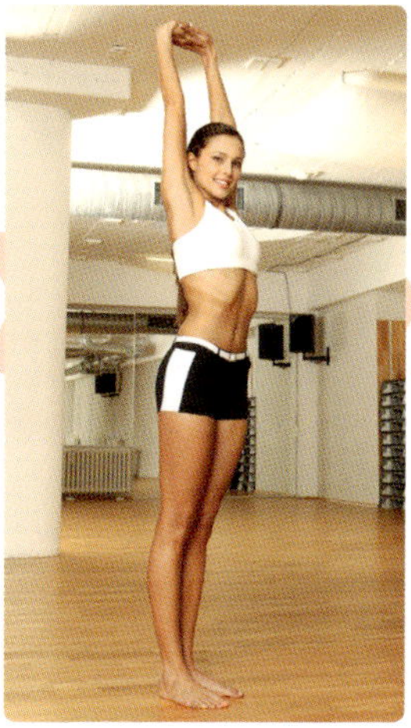

D22: Oberkörper strecken im Stand

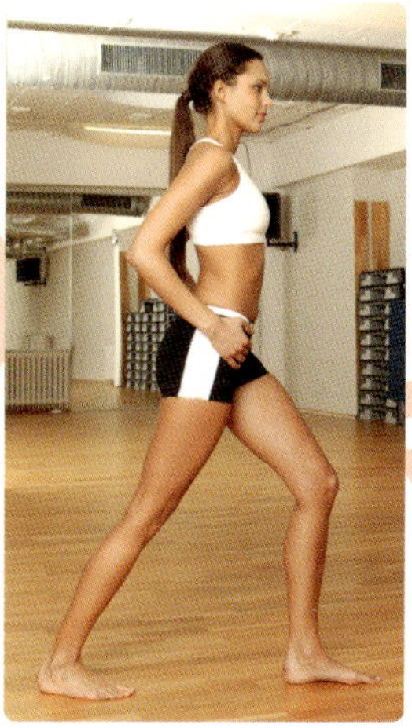

D24: Beinstrecken im Ausfallschritt

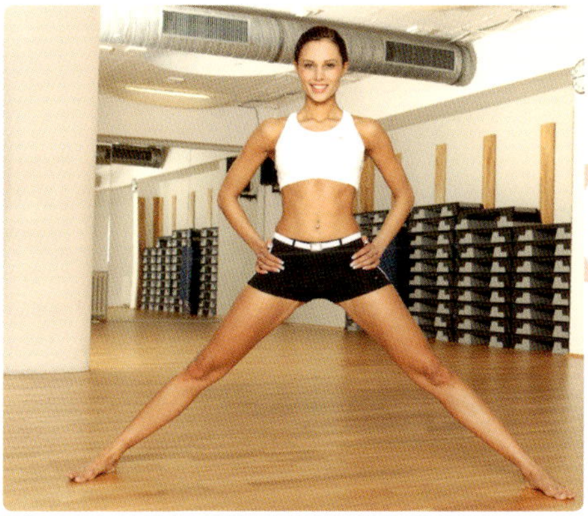

D39: Grätschstand

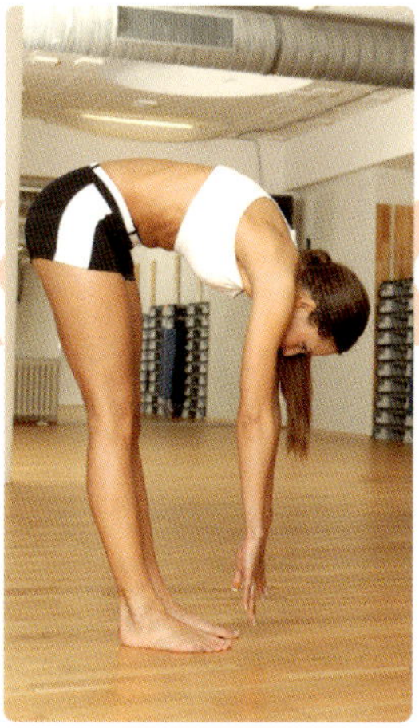

D33: Oberkörper vorbeugen im Stand mit gestreckten Beinen oder D31: Oberkörper vorbeugen zu vorgestrecktem Bein

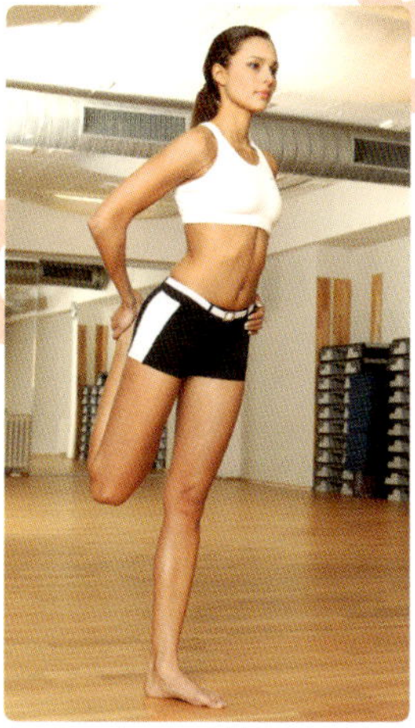

D28: Unterschenkel anziehen im Stand

Dehnprogramme für Kampfsportarten

	Boxen	Judo, Grappling	Karate, Taekwondo	Kickboxen, Thai-Boxen
1. Hals- und Nackenmuskulatur	••	••	•	••
2. Unterarmmuskulatur	••	••	•	••
3. Brust- und vordere Oberarmmuskulatur	••	••	•	••
4. Schulter- und hintere Oberarmmuskulatur	••	••	•	••
5. Bauch- und Rückenmuskulatur	••	••	•	••
6. Unterschenkel- und Fußmuskulatur	••	••	••	••
7. Hüftbeuge- und vordere Oberschenkelmuskulatur	•	•	••	••
8. Hintere Oberschenkelmuskulatur	•	•	••	••
9. Innere Oberschenkelmuskulatur	•	•	••	••
10. Gesäß- und äußere Oberschenkelmuskulatur	•	•	•	•

Dehnen sehr empfehlenswert ••
Dehnen empfehlenswert •

- **Boxen**: Meidbewegungen mit dem Oberkörper und Sprünge vor und zurück beanspruchen den ganzen Körper, weshalb ein Ganzkörperprogramm empfehlenswert ist. Dabei ist besonders auf die Hals- und Nackenmuskulatur zu achten, denn sie muss beweglich sein.
- **Judo/Ringen**: Bei Würfen, Abrollen und Ausweichbewegungen werden alle Muskelgruppen gefordert, deshalb empfiehlt sich ein Ganzkörperprogramm. Insbesondere der Oberkörper muss gut vorbereitet sein, um die Verletzungsgefahr zu verringern.
- **Karate/Taekwondo**: Ein Ganzkörperprogramm ist notwendig, um alle Techniken ausführen zu können. Dabei müssen Sie sich besonders auf das Dehnen der Bein- und Hüftmuskulatur konzentrieren, so dass hohe Kicks möglich sind.
- **Kickboxen/Thai-Boxen**: Sie müssen hohe Tritte ebenso wie Meidbewegungen mit dem Kopf ausführen können. Im Thai-Boxen ist eine gute Beweglichkeit im Schultergelenk notwendig, um die Ellbogentechniken einzusetzen; außerdem eine gute Beweglichkeit der Hüfte für die Kniestöße.

4 Workouts für das Solotraining

Auf den folgenden Seiten werden Workouts vorgestellt, die zeigen, wie Sie gezielt Ihre Beweglichkeit verbessern, indem Sie spezielle Dehntrainingseinheiten ausführen, d.h., das Dehnen stellt den Hauptteil der Trainingseinheit dar.

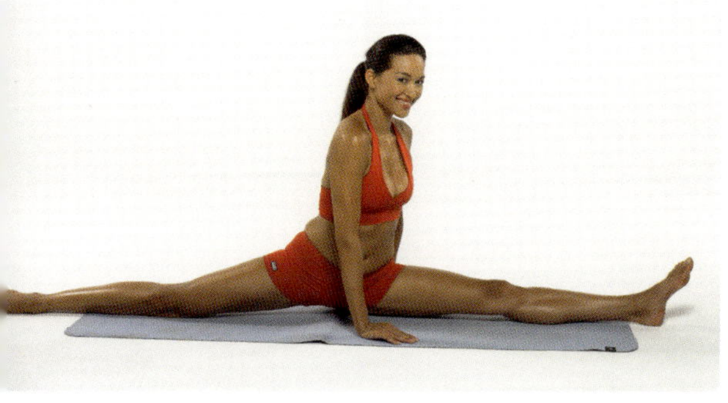

Die Workouts beinhalten Aufwärmphase, Hauptteil und Abwärmphase. Zuerst müssen Sie sich **aufwärmen**. Machen Sie eine Aufwärmübung, z.B. Joggen oder Seilspringen. Danach lockern Sie Ihre Muskulatur, wozu Sie verspannte Muskeln abrollen und kurz andehnen können. Anschließend können Sie einige Schwungbewegungen machen. Entscheiden Sie abhängig von Ihren Erfahrungen, wie Sie das Aufwärmprogramm gestalten. Es ist jedoch nicht ratsam, vollständig darauf zu verzichten, da Sie ansonsten im Hauptteil deutlich mehr Zeit benötigen, um intensive Dehnpositionen zu erreichen.

Im **Hauptteil** widmen Sie sich dem Beweglichkeitstraining. Die beiden Workouts setzen unterschiedliche Schwerpunkte: Verbessern der allgemeinen Beweglichkeit oder spezielles Dehntraining zur Entwicklung der Beinbeweglichkeit (Spagattraining).

Beenden Sie das Training mit der **Abwärmphase**. Dazu können Sie eine Abwärmübung ausführen, beispielsweise einige Minuten locker joggen oder Seilspringen, was aber nicht zwingend ist. Sie können die Muskeln lockern, indem Sie diese mit der Hartschaumrolle abrollen, kurz leichte statische Dehnpositionen einnehmen und Gelenkkreisen machen. Die Gestaltung der Abwärmphase ist davon abhängig, wie intensiv Sie im Hauptteil trainiert haben, ebenso von Ihren individuellen Bedürfnissen. Ganz darauf verzichten sollten Sie jedoch nicht, da der Körper sonst länger zur Regeneration benötigt.

Zu den Workouts

Die Workouts sind möglichst kurz gehalten, damit Sie diese oft ausführen können und den Körper nicht so intensiv belasten, dass er eine lange Regenerationspause benötigt. Nutzen Sie die Workouts als Grundlage für Ihre Trainingsgestaltung und passen Sie sie mit wachsender Trainingserfahrung an Ihre persönlichen Bedürfnisse an. Sie können Übungen variieren und ergänzen sowie die Programmzeiten verlängern.

Beachten Sie bei der Zusammenstellung von eigenen Workouts, dass Sie jede Muskelgruppe zumindest einmal pro Woche intensiv dehnen, um sicherzustellen, dass Sie Ihre Beweglichkeit bewahren. Es empfiehlt sich, an einem Tag in der Woche vollständig vom Sport zu pausieren, insbesondere dann, wenn Sie an den anderen Wochentagen intensiv trainieren. Achten Sie auch darauf, dass Sie regelmäßig Umstellungen am Trainingsprogramm vornehmen; meistens wird empfohlen, alle 6–12 Wochen das Trainingsprogramm umzustellen.

Workout A: Ganzkörper-Dehntraining
Aufwärmübung, z.B. lockeres Seilspringen Dauer: 5–10 Minuten
optional: Lockern verspannter Muskelgruppen durch Abrollen mit der Hartschaumrolle und/oder Andehnen verspannter Muskeln Dauer: 5–10 Minuten
optional: Schwungbewegungen (siehe Seiten 27–31) Dauer: 5 Minuten
Dehnprogramm: Ganzkörper (siehe Seite 109–110), 2 Durchgänge Dauer: zirka 30–40 Minuten
optional: Abwärmübung, z.B. lockeres Seilspringen Dauer: zirka 5 Minuten
Lockern verspannter Muskelgruppen durch Abrollen mit der Hartschaumrolle und/oder Einnehmen leichter Dehnpositionen Dauer: 5–10 Minuten

Beginnen Sie das Workout mit lockerem Seilspringen über einen Zeitraum von fünf bis zehn Minuten, um die Körpertemperatur zu erhöhen.

Wenn Sie verspannte Muskelgruppen fühlen, dann können Sie diese mit der Hartschaumrolle abrollen und/oder die Muskelgruppen andehnen (maximal 10 Sekunden halten). Auf diese beiden Trainingsteile können Sie verzichten, wenn sich Ihre Muskulatur bereits gut und leistungsbereit anfühlt.

Nun können Sie Schwungbewegungen machen, wie Armschwünge, Körperdrehungen horizontal, Körperstreckungen nach oben und unten, Knieheben nach vorne, Unterschenkel nach hinten schlagen. Einsteiger sollten auf diesen Trainingsteil verzichten, falls die kontrollierte Übungsausführung bei Schwungbewegungen noch zu schwierig ist.

Im Trainingshauptteil führen Sie ein Dehnprogramm für den ganzen Körper aus. Zumindest bei oftmals verkürzten Muskelgruppen, wie der inneren und der hinteren Beinmuskulatur, empfiehlt es sich, die Methode »Anspannen – Entspannen – Erweitern« einzusetzen (siehe Seite 24), mit der schnelle, deutliche Verbesserungen erreicht werden; ansonsten können Sie auch die anderen Dehnmethoden wählen.

Sie können das Programm mit dem Abwärmen des Körpers beenden. Dazu können Sie einige Minuten locker Seil springen und/oder die Muskulatur mit der Hartschaumrolle abrollen. Falls Sie eine deutliche Anspannung in der Muskulatur spüren, können Sie noch einige leichte statische Dehnübungen ausführen.

Das Programm hat eine Dauer von zirka 55–80 Minuten. Ist Ihnen das Programm nicht intensiv genug, dann ergänzen Sie es mit Inhalten, die für Ihr Training wichtig sind.

Workout B: Spagattraining
Aufwärmübung z. B. lockeres Seilspringen Dauer: 5–10 Minuten
optional: Lockern verspannter Muskelgruppen durch Abrollen mit der Hartschaumrolle und/ oder Andehnen verspannter Muskeln Dauer: 5–10 Minuten
Schwungbewegungen (siehe Seiten 27–31), insbesondere für die Beine Dauer: 5–10 Minuten
Dehnprogramm: Spagattraining (siehe Seite 112), 2–3 Durchgänge Dauer: zirka 30–50 Minuten
optional: Abwärmübung, z. B. lockeres Seilspringen Dauer: zirka 5 Minuten
Lockern verspannter Muskelgruppen durch Abrollen mit der Hartschaumrolle und/oder Einnehmen leichter Dehnpositionen Dauer: 5–10 Minuten

Beginnen Sie das Workout mit lockerem Seilspringen über einen Zeitraum von fünf bis zehn Minuten, um die Körpertemperatur zu erhöhen.

Wenn Sie verspannte Muskelgruppen fühlen, dann können Sie diese mit der Hartschaumrolle abrollen und/oder die Muskelgruppen andehnen (maximal 10 Sekunden halten). Auf diese beiden Trainingsteile können Sie verzichten, wenn sich Ihre Muskulatur bereits gut und leistungsbereit anfühlt.

Nun machen Sie Schwungbewegungen, insbesondere Beinübungen wie Beinheben nach vorne, Beinheben zur Seite und Beinheben nach hinten (siehe Seiten 30–31).

Im Trainingshauptteil konzentrieren Sie sich auf ein Dehnprogramm, das vorwiegend Beinübungen umfasst, wie das Spagattrainingsprogramm. Am besten nutzen Sie die Methode »Anspannen – Entspannen – Erweitern« (siehe Seite 24), da diese zu schnellen Ergebnissen führt. Sie können den Trainingserfolg intensivieren, indem Sie bei den Dehnübungen für die hintere und die innere Beinmuskulatur die Anspannungsphase auf 10–20 Sekunden erweitern.

Sie können das Programm mit dem Abwärmen des Körpers beenden. Dazu können Sie einige Minuten locker Seil springen und/oder die Muskulatur mit der Hartschaumrolle abrollen. Falls Sie eine deutliche Anspannung in der Muskulatur spüren, können Sie noch einige leichte statische Dehnübungen ausführen.

Das Programm hat eine Dauer von zirka 55–95 Minuten. Ist Ihnen das Programm nicht intensiv genug, dann ergänzen Sie es mit weiteren Dehnübungen für die Beinmuskulatur aus diesem Buch; auch können Sie einige der Dehnübungen gemäß der dynamischen Dehnmethode ausführen.

Anhang

Literaturverzeichnis

Anderson, B.: Stretching – Dehnübungen, die den Körper geschmeidig und gesund erhalten, München 1996.

Anrich, C.: Supertrainer – Stretching und Beweglichkeit, überarbeitete Neuausgabe, Reinbeck 2003.

Blum, B.: Perfektes Stretching, 5. durchges. Neuausgabe, München 2000.

Delp, C.: Fit mit Faszientraining, Stuttgart 2017.

Delp, C.: Power für echte Kerle, Stuttgart 2016.

Delp, C.: Muay Thai DVD – Grundtechniken, 3. Aufl., Lampertheim 2016.

Delp, C.: Funktionelles Hanteltraining, München 2016.

Delp, C.: Krafttraining für Kampfsportler, Stuttgart 2016.

Delp, C.: Muay Thai DVD – Training und Technik, 2. Aufl., Lampertheim 2013.

Delp, C.: Medizinball-Training, München 2015.

Delp, C.: Perfektes Hanteltraining, 5. Aufl., Stuttgart 2015.

Delp, C.: Dehnen für Kampfsportler, 2. Aufl. Stuttgart 2014.

Delp, C.: Kickboxen Basics, 2. Aufl. Stuttgart 2014.

Delp, C.: Perfektes Training für Bauch und Rücken, Stuttgart 2013.

Delp, C.: Fitness für Kampfsportler, 3. Aufl. Stuttgart 2013.

Delp, C.: Muay Thai DVD – Training mit Weltmeistern, Lampertheim 2013.

Delp, C.: Thai-Boxen Training, Stuttgart 2012.

Delp, C.: Thai-Boxen basics, 2. Aufl., Stuttgart 2011.

Sternad, D.: Richtiges Stretching, 6. Aufl., München 1994.

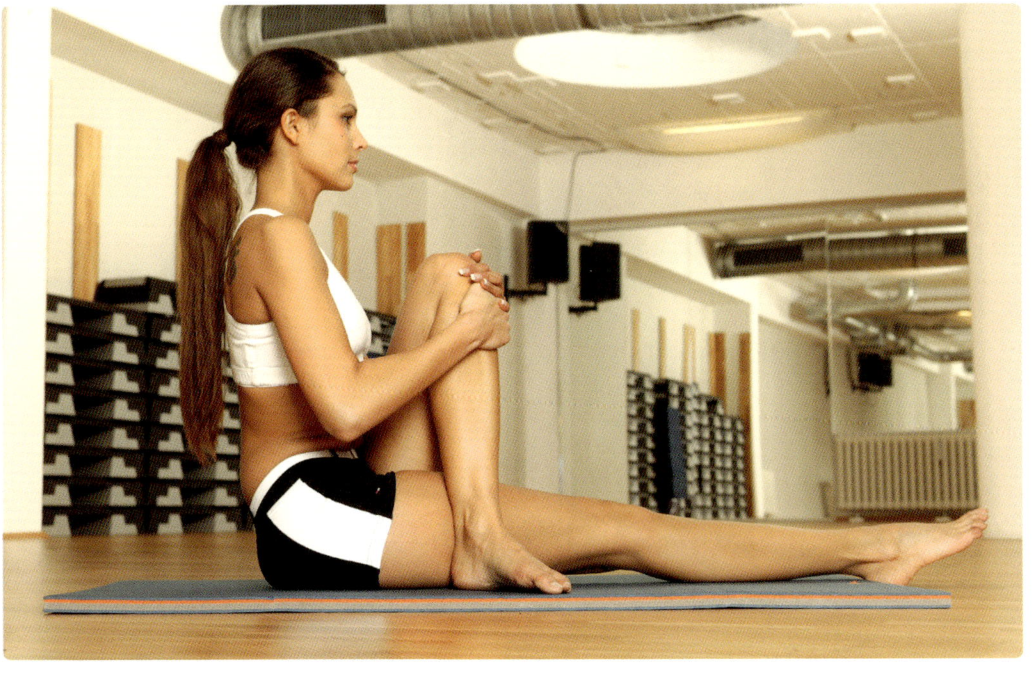

Autor

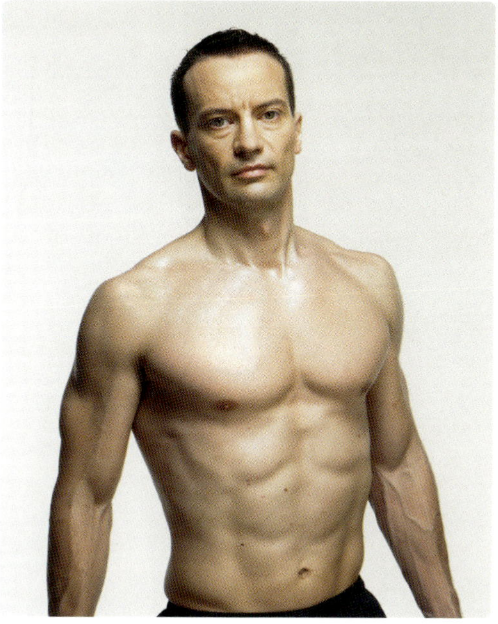

Christoph Delp ist Diplom-Betriebswirt, Trainer für Functional Fitness und Muay Thai, Autor und DVD-Produzent. Seine Fitness- und Kampfsportbücher sind in zahlreichen Sprachen erhältlich. Auch hat er die Muay Thai DVD- und App-Serie mit zehn Weltmeistern und thailändischen Champions über die Techniken und das Training von Muay Thai (Thai-Boxen) produziert.

Als Jugendlicher trainierte er mehrere Kampfsportarten und ging dann nach Nord-Ost-Thailand, um die thailändische Kampfkunst Muay Thai von Grund auf wie die Thais zu erlernen. Dort ließ er sich über mehrere Jahre hinweg zum Muay Thai-Trainer ausbilden und bestritt dann im Rahmen dieser Ausbildung erfolgreich einige Vergleichskämpfe gegen professionelle thailändische Sportler. Vor einigen Jahren leitete er im Süden Thailands ein Muay Thai-Gym. Er unterrichtet Functional Training und Muay Thai und gibt seine Erfahrungen in Fitness- und Kampfsportbüchern, DVDs und Apps weiter.

Das Bewusstsein für gesundheitsorientierten Fitnesssport wurde ihm bereits als Kind in der Krankengymnastik-Praxis seiner Mutter vermittelt. Über effektives Fitnesstraining als grundlegenden Bestandteil für erfolgreichen Wettkampfsport bildet er sich fortlaufend weiter und hält seine Erfahrungen als Trainer in seinen Büchern fest.

Mehr über Christoph und seine Arbeiten erfahren Sie unter:
www.christophdelp.de
www.muaythai-dvd.com
www.youtube.com/muaythaidvd
www.medizinball-training.de.

WEITERE INTERESSANTE BÜCHER ZUM THEMA

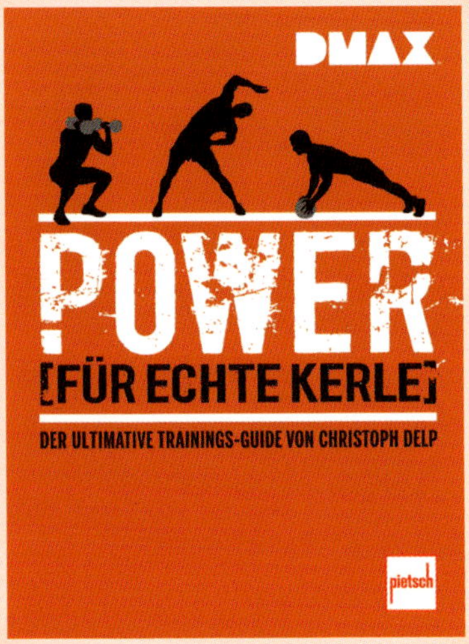

Power für echte Kerle
Christoph Delp führt echte Kerle effektiv zum Erfolg. Das Training mit und ohne Geräte fördert Kraft, Ausdauer und Beweglichkeit. Pläne für unterschiedliche Fitnessziele erleichtern die Trainingsgestaltung, Informationen zu Ernährung und Regeneration runden das Paket ab.

256 Seiten, 446 Bilder, Format 170 x 240 mm
ISBN 978-3-613-50832-3
€ 19,95 / € (A) 20,60

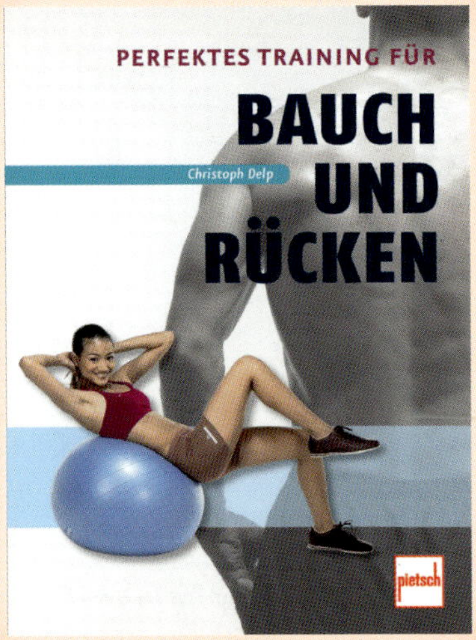

Perfektes Training für Bauch und Rücken
Das Buch zeigt effektive Übungen und Programme für die Bauch- und Rückenmuskulatur. Im Vordergrund stehen der gesundheitliche, der optische sowie der sportliche Aspekt.

112 Seiten, 318 Bilder, Format 170 x 240 mm
ISBN 978-3-613-50736-4
€ 14,95 / € (A) 15,40

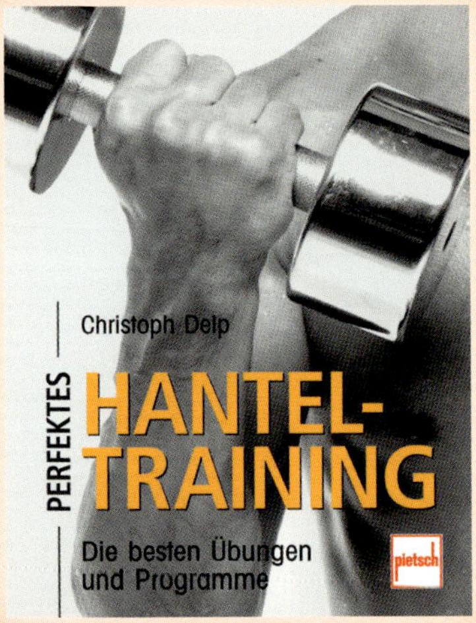

Perfektes Hanteltraining
Zahlreiche Übungen werden, nach den zu trainierenden Muskelgruppen gegliedert, beschrieben und in Trainingseinheiten zu Programmen zusammengefasst.

96 Seiten, 172 Bilder, Format 170 x 240 mm
ISBN 978-3-613-50483-7
€ 14,95 / € (A) 15,40

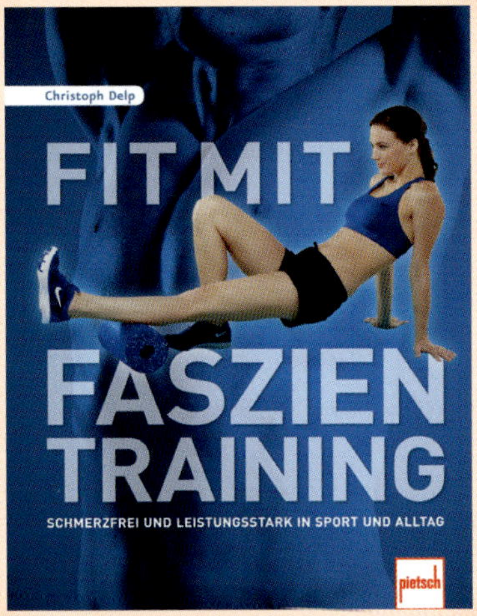

Fit mit Faszientraining
Effektive Übungen – mit der Faszienrolle sowie Stretchübungen –, um schmerzende Körperstellen zu behandeln und die Beweglichkeit zu verbessern, sowie erprobte Workouts für Alltag und Sport.

144 Seiten, 220 Bilder, Format 170 x 240 mm
ISBN 978-3-613-50841-5
€ 14,95 / € (A) 15,40

Stand Mai 2017
Änderungen in Preis und Lieferfähigkeit vorbehalten.

Überall, wo es Bücher gibt, oder unter
WWW.PIETSCH-VERLAG.DE
Service-Hotline: 0711/78 99 21 51

pietsch